荣 获

◎ 第七届统战系统出版社优秀图书奖

◎ 入选原国家新闻出版广电总局、全国老龄工作委员会
办公室首届向全国老年人推荐优秀出版物名单

◎ 入选全国图书馆2013年度好书推选名单

◎ 入选农家书屋重点出版物推荐目录（2015年、2016年）

U0206827

银屑病
（第三版）

名医与您谈疾病丛书

学术顾问◎钟南山　陈灏珠　郭应禄　王陇德

总　主　编◎葛均波　张雁灵　陆林

执行总主编◎夏术阶　李广智

主　　　编◎吴少祯

名誉主编◎郑志忠

主　　编◎方栩　韩凌

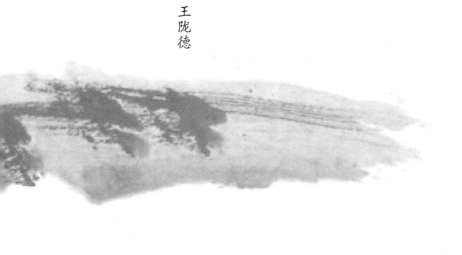

中国健康传媒集团

中国医药科技出版社

内 容 提 要

　　本书以问答的形式，按照常识篇、病因篇、症状篇、诊断与鉴别诊断篇、治疗篇、预防保健篇顺序详细介绍了银屑病的流行概况、发病机制、各类型的临床特征、治疗护理方法及患者的自我保健等知识。全书内容丰富，通俗易懂，适合临床医生、患者及家属阅读使用。

图书在版编目（CIP）数据

　　银屑病 / 方栩，韩凌主编 . —3 版 . —北京：中国医药科技出版社，2021.1
（2025.2重印）（名医与您谈疾病丛书）
　　ISBN 978-7-5214-2031-9

　　Ⅰ.①银…　Ⅱ.①方…②韩…　Ⅲ.①银屑病 - 防治 - 问题解答
Ⅳ.① R758.63-44

　　中国版本图书馆 CIP 数据核字（2020）第 183880 号

美术编辑　陈君杞
版式设计　南博文化

出版　**中国健康传媒集团** | 中国医药科技出版社
地址　北京市海淀区文慧园北路甲 22 号
邮编　100082
电话　发行：010-62227427　邮购：010-62236938
网址　www. cmstp. com
规格　710×1000mm $^1/_{16}$
印张　12
字数　179 千字
初版　2009 年 4 月第 1 版
版次　2021 年 1 月第 3 版
印次　2025 年 2 月第 3 次印刷
印刷　河北环京美印刷有限公司
经销　全国各地新华书店
书号　ISBN 978-7-5214-2031-9
定价　**36.00 元**

获取新书信息、投稿、
为图书纠错，请扫码
联系我们。

出版者的话

党的十八大以来，以习近平同志为核心的党中央把"健康中国"上升为国家战略。十九大报告明确提出"实施健康中国战略"，把人民健康放在优先发展的战略地位，并连续出台了多个文件和方案，《"健康中国2030"规划纲要》中就明确提出，要加大健康教育力度，普及健康科学知识，提高全民健康素养。而提高全民健康素养，有效防治疾病，有赖于知识先导策略，《名医与您谈疾病丛书》的再版，顺应时代潮流，切合民众需求，是响应和践行国家健康发展战略——普及健康科普知识的一次有益尝试，也是健康事业发展中社会治理"大处方"中的一张有效"小处方"。

本次出版是丛书的第三版，丛书前两版出版后，受到广大读者的热烈欢迎，并获得多项省部级奖项。随着新技术的不断发展，许多观念也在不断更新，丛书有必要与时俱进地更新完善。本次修订，精选了44种常见慢性病（有些属于新增病种），病种涉及神经系统疾病、呼吸系统疾病、消化系统疾病、心血管系统疾病、内分泌系统疾病、泌尿系统疾病、皮肤病、风湿类疾病、口腔疾病、精神心理疾病、妇科疾病和男科疾病等，分别从疾病常识、病因、症状表现、诊断与鉴别诊断、治疗和预防保健等方面，进行全方位的解读；写作形式上采用老百姓最喜欢的问答形式，活泼轻松，直击老百姓最关心的健康问题，全面关注患者的需求和疑问；既适用于患者及其家属全面了解疾病，也可供医务工作者向患者介绍病情和相关防治措施。

　　本丛书的编者队伍专业权威，主编都长期活跃在临床一线，其中不乏学科带头人等重量级名家担任主编，七位医学院士及专家（钟南山、陈灏珠、郭应禄、王陇德、葛均波、陆林、张雁灵）担任丛书的学术顾问，确保丛书内容的权威性、专业性和前沿性。本丛书的出版不仅是全体患者的福音，更是推动健康教育事业的有力举措。

　　本丛书立足于对疾病和健康知识的宣传、普及和推广工作，目的是使老百姓全面了解和掌握预防疾病、科学生活的相关知识和技能，希望丛书的出版对于提升全民健康素养，有效防治疾病，起到积极的推动作用。

中国医药科技出版社

2020年6月

再版前言

本书自 2008 年第一版问世至今已经 12 年，于此期间人们对银屑病的认识、治疗和管理也发生了很大的变化。

在当今日趋信息化的时代，海量的医疗实践信息经统计学的收集分析，使人们能以新的视角认识疾病与基因、环境的关系，发现传统标准的疾病分类所忽略的起因相同的疾病之间的联系。银屑病正是这样的疾病。大数据库的研究揭示银屑病是一种与遗传、环境相关的系统性疾病，因而银屑病与整体的关系、与机体其他疾病的关系等都逐渐得到临床和基础方面越来越广泛的研究。

随着对银屑病免疫发病机制研究的深入，生物靶向药物的快速跟进发展，先后已有近 10 多个生物制剂进入临床，而且有效程度越来越高，成为治疗严重银屑病的有力武器，日益受到医患的青睐。

这些新概念新疗法的出现和实施，推动了银屑病医疗行为规范化管理的进程。近年来，各国关于银屑病治疗的指南或共识不断涌现，并有不少版本相继更新，如美国、英国和德国的银屑病治疗指南，亚洲地区对轻中度银屑病局部治疗管理的专家共识（2018）等。中国的银屑病治疗指南也更新了 2 次，2018 年版为第三版，其他还有中医和中西医结合治疗银屑病、生物制剂治疗银屑病、治疗关节病型银屑病等多部专家共识或指南陆续出台。

因此，为了适应形势的发展，满足临床的需求，让银屑病患者及家人、关心银屑病的人士及临床医生对银屑病的认识与时俱进，尤其是促进患者本身为银屑病的防治发挥他们自己的主观能动性，很有必要来营造一个有利于银屑病患者康复和自身管理的社会环境。在中国医药科技出版社的支持下，使我们能够对本书进行修改再版。我们在本次出版中主要增加了生物制剂的最新内容。此外，对其他新的和常用的临床药物作了补充和修改。

本书第一版出版后受到了医患各方面热情的关注和支持，收到了不少读者的来信，在临床银屑病诊疗过程中，更有患者向我们提出了一些书中没有涵盖的问题，这对我们修订本书是极大的鞭策。在此衷心感谢大家的厚爱和帮助！在修改编写本书的过程中，虽然我们力求更准确明了地阐述清楚银屑病这一病因尚未完全明了、病理机制复杂、临床表现多样、治疗方法繁多的皮肤科常见病，但仍难免有不妥之处，希望继续得到大家的鼓励和指正！最后感谢各位编者和工作人员的辛勤劳动，为追求人类健康的美好愿望，让我们共同努力！

编者

2020年8月

目录

常识篇

病因篇

症状篇

诊断与鉴别诊断篇

治疗篇

预防保健篇

常识篇

◆ 银屑病是否就是牛皮癣?

◆ 银屑病会传染给别人吗?

◆ 银屑病是不治之症吗?

◆ 我国有多少银屑病患者?

◆ 银屑病有种族差异吗?

◆ ......

银屑病是否就是牛皮癣？

银屑病俗称牛皮癣，但在中医的范畴内，牛皮癣还包括表现为增厚的、有较多鳞屑的神经性皮炎。明古医书《外科正宗》中描写："牛皮癣，如牛之皮，顽硬且坚，抓之如朽木。"显然，中医概念中的牛皮癣是指西医的一组皮肤病，包括神经性皮炎、湿疹性皮肤病等，而非特指银屑病。我国古代对这样一组皮肤病的记载首见于隋朝巢元方的《诸病源候论》，称之为"干癣""白癣"，以后宋、明、清朝医书均有论述，有称"风癣""松皮癣""白疕"等，认为是腠理虚受风湿之邪气，气血不能濡养肌肤之故。

称银屑病为"牛皮癣"是不准确的，因为"顽硬且坚"的皮疹只是银屑病的常见表现之一。况且，银屑病还有许多特征性的皮疹表现，有多种不同的型别、期别，与神经性皮炎、慢性湿疹等大相径庭。银屑病不仅在临床皮损表现方面与其他牛皮癣有很大的差别，而且在组织病理、发病机制和遗传基因等方面都有着本质的差别。显而易见，称之为"牛皮癣"确属名不副实。

另外"牛皮癣"是贬义词，我们反对以此名来惯称银屑病，反对不礼貌地对待银屑病。现在科学文明的时代讲究尊重人权，更因为现已明确，银屑病是一种身心疾病，皮肤科学界呼吁全社会对银屑病理解，对银屑病患者关爱，使患者有一个良好的社会心理环境，不要歧视、排斥他们，让他们在宽松的社会环境中生活和工作，并充分施展才能，这样有助于银屑病的康复和预防。那些大呼"牛皮癣特效药"的广告，本身就是对银屑病的歧视，至少是不恭、不礼貌，不尊重患者的药值得信任吗？不值得！

（方栩）

银屑病会传染给别人吗？

银屑病是种慢性炎症性皮肤病，虽然病因不完全清楚，但是临床观察和实验室研究都证实，银屑病不是感染性疾病，绝不会传染。多年来，人们一直希望能找到致使银屑病发生或加重的病原体，制作出一个银屑病的动物模型来研究银屑病的病因和治疗，但至今尚未成功。也就是说，银屑病不会传染。皮肤科医生经常检查银屑病患者的皮疹、没有血缘关系的夫妻共同生活都没有被传染上的报道。曾有患者诉说，某时期，全家5口在潮湿阴暗的地下防空洞生活了五六年，3人得了银屑病，离开地下防空洞后几年中，2人银屑病陆续痊愈了，询问是不是在地下防空洞互相传染了，现在本人需要注意什么才能避免传染给家人？笔者与患者分析：银屑病是一种和遗传有关的疾病，但是这种遗传必须有外界因素的诱导才会表现出来，形成疾病；是地下防空洞的潮湿阴暗、受迫害的精神因素等诱发了你们3个的银屑病，不是传染的；因此你必须注意自我保健，提高身体素质，有了正常平衡的免疫系统，你的银屑病也能得到控制。

此外，有时突然出现许多星星点点状的银屑病皮疹，有时皮疹大片广泛，大量的红斑脱屑，往往使人感到恐惧，似乎是什么病菌引起的发热一样，误以为有传染性。由于银屑病有关知识没有很好地普及，患者因此产生自卑、自责的沉重心理，不敢进公共场所，不愿参加社交活动，影响生活质量。这样的精神负担对银屑病不利，可不同程度地导致病情加重。

（方栩）

银屑病是不治之症吗？

"不治之症"的范畴是进行性发展而无法遏止的疾病，最终导致机体的耗竭，正常的功能、代谢衰退，表现为恶病质，典型病种是恶性肿瘤。银屑病的自然病程不是进行性的，而是有规律性地波动，一般冬季加重，夏季消退。有时还会自愈多年。银屑病中大多数是寻常型的，基本上不影响机体正常的功能和代谢，患者仍可以正常地工作、学习和生活。按照新的健康概念："健康就是指没有显著的疾病，能让人去寻求他或她的基本目标，并执行寻常的社会活动和工作职责。"那么银屑病就像有的国际皮肤科著名学者认为的那样，银屑病是健康人的疾病。

银屑病又不同于那些病原体明确的疾病，如脓疱疮、真菌性皮肤病，可以针对性地采用抗细菌、抗真菌的治疗。虽然现今正在研发并部分已用到临床的生物制剂，能够靶向性地针对银屑病免疫反应中的某一环节，进行阻断抑制，但是由于机体免疫系统的复杂性，人类尚未完全认识各种细胞、细胞因子、神经介质等的生物学行为，以及它们互相之间和机体内分泌等其他系统之间的影响关系，故不能像用抗生素治疗某一感染那样直接明确。

肿瘤是不治之症，但是经过不断的研究，医学界对肿瘤的认识逐步深入，受益于整体医学的参与，良好的临床疗效产生了肿瘤治疗的新理念："带瘤生存"，即通过整体治疗，人体和肿瘤之间处于一个相对平衡的状态，肿瘤细胞处于"静止"或"休眠"状态，这时机体仍具一定的免疫力，患者一般状况良好，甚至可独立工作和生活。这种实现带瘤生存为目标的肿瘤治疗思想，在大量临床实践中得到了体现。有很多报道淋巴瘤、肺癌等肿瘤能带瘤生存多年，这给人以新的启迪，肿瘤能这样，更何况银屑病呢？

临床可见：如果通过适当的、不是急躁的治疗，银屑病是能够减轻被控制到一定程度的。现在已知道，银屑病有遗传的背景，很多的感染、精神因素、环境因素可诱发银屑病，因此，可以通过寻找诱因、祛除诱因，从多方面作用，促进银屑病尽可能地减轻、少复发，直至自然地完全消退。

（方栩）

我国有多少银屑病患者？

关于目前我国的银屑病患者总数，有专家估计至少500万~600万。根据1984年全国银屑病流行病学调查，我国银屑病患病率为0.123%，1984年的年发病率为0.01%。这次调查是前所未有的规模，堪称世界之最。当时，在中华医学会皮肤科学会的指导下，组成了全国银屑病流行病学调查组，以统一方法、标准和项目对有代表性的地区进行线索滤过性调查。共得到全国范围内23个省、市、自治区49个调查点的完整资料进行统计，调查人数为574.2066万人，查得患者9582名，患病率为0.167%，标化患病率为0.123%。按当时10亿人口计算（1982年全国第三次人口普查为103188.2511万人），全国约123万患者。以后因改革开放人口流动日益增加，故一直未进行类似的调查工作。

根据国内有些地区的2次以上的调查资料显示，银屑病的发病率在逐年增高。如上海地区1973~1985年曾作了3次银屑病调查，取2次用线索滤过性调查方法的调查资料作比较：1973年12月~1974年6月调查45.4005万人，标化患病率为0.200%；1985年调查15.9435万人，标化患病率为0.251%。统计证明1973年和1985年间上海地区银屑病患病率明显增高。

我国的患病率随着人口增长和每年新发病例出现也有增高。按1990年第4次全国人口普查11.3亿、2000年第5次全国人口普查12.7亿、2010年第六次全国人口普查13.4亿计算，由1984年的0.123%患病率加上当年的0.01%的发病率，推算1990年、2000年及2010年的全国银屑病患病率分别为0.183%、0.283%及0.383%，银屑病患者约有207.5万人、358.2万人及513.1万人。全国最新人口统计数据2017年末总人口为13.9亿，银屑病患病率为0.453%，患者约有629.7万人。

2010年张建中教授组织的银屑病流行病学调查结果撰文发表：采用整群抽样的调查方法，于2007年11月至2008年9月在国内6个城市（山西省太原市、四川省西昌市、河北省廊坊市、河南省焦作市、山东省淄博市和内蒙古自治区海拉尔市）进行了社区人群银屑病的调查，共抽样调查1.9974万人，完成调查人数1.7345万人，发现银屑病患者102人，总患病率为0.59%，标化患病率0.47%。这6个城市除四川西昌市，均位于北纬35度以北，尚不能代表中国的银屑病患病率，也不能代表中国城市的银屑病患病率。1984年中国23个省市5百万人口的银屑病患病率调查发现：城市患病率高于农村；北方以北纬35度为界患病率高于南方；北方12城市患病率0.20%高于南方14个城市的0.14%，当年发病率分别为0.028%、0.011%。按此计算北方城市2008年的患病率为0.872%，明显高于这6个城市的银屑病患病率。

（方栩）

银屑病有种族差异吗?

银屑病是一种常见的红斑鳞屑性疾病,它在世界上许多国家的不同种族中都有不同程度的发生。不论是白种人、黄种人,还是黑种人,均有银屑病患者。对不同种族的调查资料显示,本病的发生有很大的地理性差异。总的来说,白种人发病较多,黄种人次之,黑种人、阿拉伯人,印度尼西亚人及美国印第安人发病较少,甚至在南美印第安人和斐济岛的土著人不患本病。白种人中的发病率约为1.5%~3%,黄种人中中国人的发病率约为0.3%,日本人的发病率在0.2%~1.0%之间。从而说明银屑病的发生有种族差异性。

造成种族差异的原因尚不明确。如前所说,遗传易感性在银屑病发病中起到基础性的作用,遗传分子生物学发现因不同的种族和地理环境,与银屑病相关的HLA抗原出现频率也不同,甚至差异很大,比如:HLA-CW6在50%~80%的白人银屑病中表现,而日本的银屑病中仅占26%。德国、芬兰、日本等有各自不同的银屑病易感基因的单倍型。

(夏萍 方栩)

银屑病患病是否有南北地域差别?

由于我国疆土的南北跨度较大,可以反映出这个问题。从多次的国内银屑病调查来看,银屑病患病率北方高于南方。1984年最大规模的一次全国银屑病调查显示,如以北纬35°为界,北方12个城市标化患病率为0.20%,而南方14个城市为0.14%,可见有明显的差别。北方6个农村标化患病率为0.18%,而南方14个农村为0.065%,和城市一样,北方患病率明显高于南方。我国绝大多数为汉族,南北差异在于气候、日光照射时间、生产劳动和生活习惯等环境因素不同。

南北地域差别反映了环境因素,而种族差异反映了遗传因素,多数学者认为,与其他与遗传有关的疾病相比,遗传因素在银屑病发病中的作用比在消化道溃疡更为重要，而不如糖尿病、唇裂或腭裂等疾病。

（方栩）

银屑病患病率是否有城乡差异？

根据1984年全国银屑病流行病学调查，我国银屑病的平均患病率为0.123%，城市的患病率为0.176%，乡村患病率为0.100%。以上资料表明，银屑病在我国城市患病率确实高于农村。

在同一地域，相同的地理环境下，银屑病的患病率存在着城乡差异。如江苏省大城市南京市标化患病率为0.25%，小城市泰州为0.141%，而扬州农村为0.082%；又如成都市为0.17%，而附近的德阳农村为0.092%；重庆市为0.089%，附近永川县农村为0.029%。即使在同一城市，煤炭、钢铁等污染较重的工业区居民，银屑病的患病率也显著高于非工业区居民，如北京首钢、山西太钢、河南焦作及山西西山局工作人员银屑病患病率为0.299%~0.486%。由此看来城市环境因素对银屑病有很大的影响。

因此，减少环境污染，降低噪音，保护环境的生态平衡，保持工作环境适宜的温度、湿度及光照等，是减少银屑病发病不可忽视的因素。另外，城市人群患病率较高，可能与工作紧张、人际关系复杂、饮食不规律及思想压力较大等社会、心理因素有关。当然，由于城市医疗条件比农村便利优越，银屑病患者用药较多，医源性影响的可能也不可排除。

（万牛 方栩）

得了银屑病怎么办？

患者在不幸得了银屑病之后，首先不要怨天尤人，因为保持良好的心态对治疗银屑病有着很大的作用，倘若忧郁苦恼，不良的情绪反而会使病情加重；其次应通过皮肤科就诊向医生了解银屑病的知识，也可以寻找各种书籍或医疗咨询，对银屑病有个客观的认识。银屑病虽然是一种慢性易复发的皮肤病，目前尚无根治的方法，但可以通过正确恰当的治疗使其长期处于静止期，不影响正常的工作和生活；最后也是最重要的一点，患者要及时定期就医，切勿自作主张任意长期按一种药物或方法治疗，因为药物都有不良反应，用药有适应证，病情有变化，治疗也要随之调整，包括药物的种类、浓度、剂型、用药或治疗的次数等，只有这样才能达到有效安全的结果。

笔者相信，随着科学技术的发展和进步，对银屑病病因、发病机制及治疗的研究也会日益深入，不断为临床提供有效性和安全性越来越高的治疗，银屑病的疗效终将达到令人满意的高度。

（万牛　方栩）

治疗银屑病的广告很多，可信吗？

我们已经知道银屑病至今还是个有遗传背景、病因不完全清楚的疾病，目前临床上的治疗以达到临床治愈，使患者不影响正常的工作和生活为目的，尚无根治方法。因此"根治或包治银屑病"的广告是不可信的。

欧美国家的银屑病患病率比我们高得多，对银屑病的研究、治疗投资也比我们多。他们有专门的银屑病日间护理中心，有银屑病患者与医生组成的银屑病协会或基金会，经常发行刊物、小册子或不定期的座谈，介绍交流有关银屑病自我保健、治疗的信息、体会等，并且积极活动通过法律法规及其监控机构制约那些过分宣传的广告、虚假允诺的医生，使患者得到适宜的保护。可见，今天世界上谁也不能包治、根治银屑病。那些号称能包治、根治银屑病的"医生"为了经济利益，打出一些所谓"一针灵""治疗牛皮癣立竿见影"的广告，只顾皮疹短期治好，不顾药物积蓄的不良反应，乱用大剂量皮质激素或已经淘汰的抗癌药，虽然会在短期内有效，但几天后会发生严重的反跳，病情比以前明显加重，并且更加难治，同时还会损害机体的重要脏器和免疫能力，产生严重的甚至难以挽回的不良反应，如肝肾受损、诱发各种感染和肿瘤等。这样的教训是很多的，所以患者应有自我保护意识，一定要正确就医，不可轻信一些治疗银屑病的广告，以免造成严重后果。

（万牛　方栩）

个体化治疗是银屑病安全有效的治疗方法吗？

银屑病是一种病因尚不明确的慢性、复发性、炎症性皮肤病。正因为目前病因尚不明确，因此没有哪种方法能包治不同类型的银屑病患者。银屑病有四种类型，寻常型和关节病型的治疗方法就不同，面部一小块皮损的治疗与全身泛发性的治疗方法也不同，要追求最优化最合理的治疗，一般是采取个体化治疗。银屑病的治疗方法有口服治疗、外用治疗、紫外线照射治疗、中药治疗等，应根据患者的分型和疾病的严重程度选择合适的治疗方案。

比如寻常型银屑病中的点滴状银屑病，常见于儿童、青少年患者的初发阶段，多继发于溶血性链球菌感染所致的扁桃体炎及咽炎，对这样的患者采用抗生素联合其他治疗，往往能奏效，严重反复的化脓性扁桃体炎，可谨慎采用摘除术；对于皮疹占体表面积小于2%的轻度银屑病，一般以外用药为主，辅以光疗和中药调理；而对于皮疹占体表面积大于10%的重度寻常型银屑病，则需使用中药和西药维A酸类药物以及抗代谢药物的联合治疗，辅以外用药，静止期可辅以光疗。

可见，银屑病的治疗根据患者情况选择适合的治疗方式很重要，采取个体化治疗，对于患者可以大大减少治疗带来的痛苦或不良反应、减轻经济负担，并使疗效大大提高。

（万牛　方栩）

银屑病患者可以结婚、生育吗？

银屑病可以说是一种正常人的皮肤病，没有影响结婚的障碍。婚姻法规定禁止结婚情形之一：患有医学上认为不应当结婚的疾病。与遗传有关的疾病中，哪些不应该结婚呢？答案是：双方家系中三代内患有相同隐性遗传性疾病（如白化病、全色盲、青光眼、着色性干皮病等）患者不能结婚。而银屑病不属于单基因遗传，故不在此范畴。银屑病属于多基因遗传性疾病，同属于这一类的疾病还有消化道溃疡、冠心病、高血压、先天性心脏病、红斑狼疮、哮喘等。由于多基因遗传病的发生不仅是基因的作用，还有环境因素的作用。根据现有的研究证实：倘若免疫功能正常，即使有家族史，可以一辈子也不发生银屑病。

国内外的银屑病临床调查都显示：寻常型银屑病的皮疹在妊娠期，大多数患者是减轻甚至消退的。可能是由于妊娠期的激素水平变化有利于皮疹的消退，其中主要是体内的皮质激素水平增加。我们曾在服用含性激素避孕药的患者中发现银屑病皮疹自行消退，据此，后来的临床药物观察也证实了这一现象。至今还有女患者采取这种一举两得的疗法，通过间断性地服用避孕药来控制银屑病。除了激素因素，还有基本身体状况的因素。曾有年轻女患者结婚后咨询如何准备怀孕生育，当她了解银屑病后，注意正常生活作息等各方面，不仅怀孕时皮损全消，而且生育五六年后才出现银屑病复发。就诊时，经医生询问分析，她自己感悟到当前病情与当前工作生活较紧张可能有关。

当然，仍有小部分患者在妊娠期皮疹依旧或加重，可能是其他因素对银屑病的影响，有待医学界的研究。尽管如此，寻常型银屑病不妨碍怀孕和生育。

（方栩）

银屑病患者可以献血吗？

根据中华人民共和国国家标准《献血者健康检查要求》2012年新国标："……第六章……献血者有下列情况之一者不能献血……慢性皮肤病患者，特别是传染性、过敏性及炎症性全身皮肤病，如黄癣、广泛性湿疹及全身性牛皮癣等。……某些药物使用者，如长期使用肾上腺皮质激素、免疫抑制剂、镇静催眠、精神类药物治疗的患者；既往或现有药物依赖、酒精依赖或药物滥用者，包括吸食、服食或经静脉、肌内、皮下注射等途径使用类固醇、激素、镇静催眠或麻醉类药物者等。"

由以上可知，全身性银屑病患者是不能献血的；银屑病患者外周血中常有炎症介质的增多，而且多随皮疹面积扩大而增高，很可能会影响受血者的免疫反应。但是局限性静止期的银屑病患者应该不在此范围内，患者应以自身的身体状况为优先考虑，决定是否适宜献血。献血后应多注意休息，补充营养，不宜过度劳累。

此外，还要注意献血者的用药情况。长期免疫抑制剂、糖皮质激素等药物应用者、口服阿维A治疗的患者不应该参加献血，因为药物进入受血者体内后，前两者可影响人体的免疫和代谢，后者在2~3年内有致畸不良反应。

（张嘉珣　方栩）

银屑病会癌变吗？

银屑病是皮肤角质形成细胞增生性疾病，但细胞无恶性肿瘤样的增生和细胞异形性表现，因此银屑病本身不是肿瘤，也不会癌变。但是有对照研究显示，银屑病患者与高血压患者相比，银屑病患者患恶性肿瘤的危险率显著增高，绝大多数患皮肤肿瘤和血液系统的恶性疾病。例如：①角质形成细胞肿瘤：在银屑病的治疗中，光疗法已经较为普遍，但紫外线的治疗却增加了银屑病患者继发鳞癌或者基底细胞癌的机会。另外，有些偏方中掺有砷剂等，长久使用累积可致癌。②白血病：白血病的发生与早些年临床治疗用药不恰当有关系。曾有针对19名白血病合并银屑病患者进行药物的研究，其中13名有服用乙双吗啉或乙亚胺病史者，从临床表现、治疗效果及染色体来看，结果与原发性白血病改变相类似。而未服用的5名患者，外周血淋巴细胞染色体的异常明显高于正常人，因此银屑病患者易患白血病的原因除了与药物有关，体细胞的染色体不稳定可能起重要作用。

总而言之，银屑病是一种慢性、炎症性、良性的皮肤病，真正由银屑病皮疹发展为癌变者可以说几乎没有，国内仅有极少几例报告银屑病转变为鳞状细胞癌，但都是患者求治心切，长期内服或外用抗肿瘤等药物所致的后果，而不是银屑病自然发展的。因此又一次地警告人们不能过度治疗，避免药物的不良反应危害健康，而就银屑病本身来讲，不必担心会自然发生癌变。

（张嘉珣　方栩）

为什么我的父母都没银屑病而我患银屑病呢？

对有家族史的银屑病患者的界定是：先证者的一级、二级或三级亲属中有一位寻常型银屑病患者，即认为有阳性家族史。患者父母没有银屑病，还需追溯到三级亲属中，以明确有无遗传背景。

世界各国关于遗传方式的调查结果显示，多个基因与银屑病有关，属多因子遗传。但尚未发现一个与所有银屑病患者都有关系的基因。因此，没有父母患病史并不意味着相关的遗传易感基因就不存在了，即父母的某些遗传基因没有表现出来。这也可说明：银屑病的发生，不是单独的一个基因，而是多个基因和环境因素共同决定的。

对无家族史的银屑病患者，环境因素可能就是很重要的诱发因素。继发于 β 溶血性链球菌所致的上呼吸道感染、口服 β 受体阻断剂或锂剂等药物、过度劳累与精神紧张等都可能会诱发疾病的发生。

（夏萍　方栩）

哪一年龄段最易患银屑病？

我们临床遇见的银屑病发病极端年龄是出生8天和91岁，美国报道1例黑人女性108岁发病。可见任何年龄均可发生银屑病，但哪一年龄段最易患银屑病呢？ Burch和Rowell对1356名患者的发病年龄进行分析发现：发病年龄呈现双峰曲线的特征，相当大的高峰在青春期，另一小部分的高峰在更年期。Farber等研究显示银屑病发病的平均年龄为27岁，但年龄范围差异很大，从几个月到70多岁不等。Swambeck统计表明50%患者在30岁以前发病，西班牙患者在20~50岁之间患病率最高，挪威境内拉普人发病高峰年龄段为20~39岁；英国平均发病年龄为33岁，日本平均发病年龄为39.2岁。Ferrandiz等对西班牙1774名银屑病患者进行了横断面研究，发现30岁以前发病的患者，一般均有明显的家族史，皮肤受累严重而广泛，更容易受精神、心理因素的影响，点滴状银屑病、指甲受累较为常见，且发病突然，易复发；而30岁以后晚发型病情相对较轻，常有明显诱发因素，掌跖脓疱病更易出现。

在我国，根据1984年全国53个调查点统计11 103名患者，发病年龄大多在34岁之前，占总数的75%。初发年龄构成比例为男性最高在20~24岁组，占17.22%，而女性较男性提前5年左右，在15~19岁组占18.46%。初发年龄女性早于男性的现象和国内外多个调查结果一致。总之，银屑病发病在年龄分布上表现为儿童、老年人发病率低，患者主要集中在青年和中年人；有家族史的发病较早；女性发病高峰早于男性可能与性激素的生理变化有关。

（周珺　颜克香　方栩）

为什么世界卫生组织指出《银屑病全球报告》是必要的？

银屑病的发生是世界性的，任何年龄段的男性女性、任何国家的人都可能患上银屑病。各国公布的银屑病患病率为0.09%~11.43%，而且多地的资料证实银屑病的患病率在逐渐增高，患者越来越多，有人估计全世界有1.25亿银屑病患者。银屑病成为一个严重的全球性难题，除了对人类的健康危害，给患者和社会也带来巨大的消极影响，引起了日益广泛的关注。1971年瑞典银屑病协会发起成立了"国际银屑病协会"，2004年年会宣布每年10月29日为"世界银屑病日"，世界各地银屑病相关网站已普及，多国制定了诊疗的指南或专家共识。

至今，无论是银屑病的发病机制，还是对其治疗对策的研究，虽然取得了很大的进展，但对于病程迁延顽固复发的银屑病，全世界的临床医生还缺乏足够的方法从根本上治愈银屑病，而且数据库资料充分显示：严重的银屑病会发生一系列其他脏器的并发症，包括关节炎、心血管疾病、代谢综合征、溃疡性结肠炎和肝病等。

2014年5月24日，世界卫生组织（WHO）第67届世界卫生大会通过一项关于银屑病的决议（WHA67.9），认定银屑病是一种严重的非传染性疾病。遵循世界卫生大会通过的所有关于预防和控制非传染性疾病的决议和决定，要求成员国通过执行WHO关于预防及控制非传染性疾病的全球行动计划，促进和改善人类健康、普及治疗和健康保健教育，来应对2013~2020年非传染性疾病的主要危险因素；现迫切需要多方参与，来提高对银屑病的认识，消除偏见。所有成员国意识到世界上很多银屑病患者由于错误或延误的诊断、不恰当的治疗和欠完善的医疗护理，忍受着不必要的痛苦；认识到应努力消除银屑病给患者和社会带来的疾病负担，以及很多患者在社交和工作中承受的羞辱和歧视；决议要求WHO起草一份银屑病全球报告，促进人们关注银屑病对公共卫生的影响，鼓励各成员国进一步开展宣传工作，特别是通过每年的10月29日"世界银屑病日"在各成员国举行活动，端正对银屑病的认识，包括提高人们对银屑病患者遭受的污名化的认识；报告旨在能为决策者提供实际的解决办法，将银屑病的管理纳入非传染性疾病现有服务，以改善公共卫生服务和提高对于银屑病患者的社会包容度。

2016年世界卫生组织（WHO）出版了《银屑病全球报告》（文件名：Global report on psoriasis），并授权银屑病病友互助网（中国）翻译、出版中文版本。报告分5章：①介绍了银屑病及本报告（银屑病全球报告）的必要性；②银屑病疾病负担的现状，包括发病率、患病率和伤残负担；③银屑病对患者生活工作的影响，包括造成个人和国家社会经济负担的影响；④银屑病的管理，包括皮肤和整体的护理原则、优质护理的阻碍和目标；

⑤最后分别对政府决策者、专业医护人员、患者组织团体及研究领域提出建议，呼吁共同努力减少和避免这一常见的慢性的复杂疾病给患者带来的痛苦，改善患者的生活质量。

这一份如此全面的纲领性文件真是全世界上亿银屑病患者的福音啊！

（方栩　周珺　颜克香）

病因篇

◆ 银屑病是遗传性疾病吗？

◆ 父母一方或双方患银屑病，子女发病的几率是多少？

◆ 银屑病患者存在免疫反应的异常吗？

◆ 银屑病的皮肤微循环有改变吗？

◆ 银屑病与细菌等微生物感染有关吗？

◆ ……

银屑病是遗传性疾病吗？

对于银屑病患者和家属来说，最关心的是其本身的病会不会遗传给下一代。临床流行病学研究发现：有相当数量的患者具有家族聚集性；单卵双生儿的银屑病患病一致率高于双卵双生儿；具有家族史阳性的患者发病率明显增高，国外报告约为30%，我国报告约11%~22%。因此，银屑病是一种遗传相关性疾病，有遗传倾向。

但银屑病的遗传方式一直是研究者致力解决的问题。对患者家族系谱分析的结论是：银屑病不遵循典型的孟德尔遗传模式，鉴于患者先证者后代发病不一致的现象，而符合多基因遗传的方式。这类遗传还受环境因素的影响，因此又称多因子遗传。遗传分子生物学实验也已证实：银屑病为多基因遗传性疾病。20世纪70年代的研究首先发现与银屑病有关的基因组人组织适应性抗原（HLA抗原）位于第6对染色体短臂，当仅有HLA的单一基因表型和环境因素时不足以引起银屑病发病。故推测：有1个或几个主要的、决定性的基因，并且还有其他起调节严重度作用的基因。

以银屑病发病家系为基础的全基因组扫描及连锁分析的研究搜寻到多个与银屑病连锁的基因位点。先后在染色体6p、17q、4q、1q、3q、19p、1p和18p上确定了易感基因位点，分别被遗传学国际组织"人类孟德尔遗传"在线命名为PSORS1、PSORS2、PSORS3……PSORS10。但是大多数不能被其他研究团队验证，只有PSORS1，即位于第6对染色体短臂上的易感基因证实了30%的患病风险。

近年来，随着SNP（单核苷酸多态性，成为第三代遗传标志）微阵列技术的发展、病例对照为基础的全基因组关联研究（GWAS genome-wide association studies）的开展，不仅证实了发病家系为基础的遗传研究结果，而且又识别出数十个银屑病易感基因位点。这些基因的功能以及在银屑病发病机制中的作用正在不断的认识中，并将转化为诊治银屑病的临床应用。

但是，同时对易感基因的寻找和验证中发现：易感基因对疾病发生的影响仅轻度增加了疾病风险，而且很多易感位点分布于细胞核外执行转录蛋白质的RNA，而不是在细胞核里的编码蛋白质的DNA染色体，还发现有大量的差异表达基因，即基因的选择性表达。提示易感基因的存在不一定表达产生疾病，也就是说基因的表达可以发生改变。已有银屑病基因表达水平研究中的生物学途径富集分析和通路分析发现，表达上调的基因与物理、生物等刺激的反应相关，与免疫反应及表皮细胞调节相关，而表达下调的基因与组织器官的发育、脂肪代谢相关。那么是什么控制着基因的表达？执行转录蛋白质的RNA改变机制如何产生的？……这些问题涉及广阔的银屑病表观遗传学研究领域，将进一步为我们早期预测、个体化治疗和预防银屑病提供有价值的理论与实践指南。

虽然基因的研究已很深入，但仍无法明确银屑病基因的作用规律。我们应立足于现已证实的银屑病遗传、病理生理及免疫机制来指导我们的临床工作，如加强对环境因素、患者的生活方式和对皮肤的保护等的重视，避免银屑病易感基因的表达。

（夏萍　方栩）

父母一方或双方患银屑病，子女发病的几率是多少？

国外曾有人调查698例银屑病患者，发现父母之一患病，子女中有16.4%患病；父母均患银屑病其子女中50%患病；而父母均无银屑病的1089人中，7.8%发生银屑病。德国伍兹堡地区75年观察的资料显示，发现80%的银屑病患者有家族遗传性，父母之一患病，所生子女中无银屑病者与患者之比为4∶5；父母都无银屑病，则其子女中无病者与患者之比为12∶1。

从这些资料来看，说明两点：首先银屑病有遗传倾向，其次银屑病不是单基因遗传，无法预测子女的发病几率。因为单基因遗传，如常染色体显性遗传的疾病就可预测：父母之一患病，子女一半可能是患者，或患者双亲中至少一个是患者，当然，有可能发生基因突变的偶然事件。银屑病的遗传方式是多基因遗传，即多因子遗传，不是由一对基因突变引起的，而是由2对以上基因共同互相作用的结果，此外还受环境因素影响。这样的基因遗传复杂性和多态性，以及环境的不可知性存在，因此不能准确地预测银屑病患者子女发病情况。

（夏萍　方栩）

银屑病患者存在免疫反应的异常吗？

现在在银屑病的免疫学实验研究结果已经很清楚地证明：银屑病是一种与免疫紊乱有关的皮肤病，存在着免疫反应的异常。19世纪起就不断有医生报道，细菌感染（尤其是链球菌感染，如：猩红热、丹毒、扁桃体炎、肠道感染等）和真菌感染促发或加重银屑病，用抗生素后皮损减轻甚至消退，但银屑病皮损中没有这些细菌或真菌。因此推论是人体对细菌或真菌的免疫反应表现在皮肤上。20世纪50年代起，治疗银屑病先后应用了皮质激素、甲氨蝶呤（MTX）、环孢素等免疫抑制剂，都有很迅速的疗效。这从临床的角度也支持银屑病为免疫性疾病。

近40多年来基础免疫学的突飞猛进，推动了银屑病的免疫学研究。目前实验室研究已先后证实：银屑病发生是由于免疫反应细胞，主要是表皮细胞和淋巴细胞被内外因素激活，在表皮产生细胞因子，吸引招募机体炎症细胞，与皮肤细胞（包括角质形成细胞、树枝状细胞、成纤维细胞、肥大细胞等）、血管的内皮细胞及神经系统末梢等，通过自分泌或旁分泌的方式相互作用，最后导致炎症不断扩大，表皮细胞和血管持续增生；链球菌壁与表皮角蛋白有部分结构相同的蛋白质，因此能引起淋巴细胞的交叉反应；患者在劳累感染、紧张熬夜后免疫功能低下时，体内潜伏的病原体活化，激发淋巴细胞，引起多米诺骨牌样的连锁免疫反应；某些银屑病易感基因与免疫功能有着密切关系；在银屑病经治愈的皮损处，皮下仍然存在着有免疫反应记忆的T淋巴细胞，细胞中促炎因子相关基因表达增强，一旦受到刺激，能很快发生免疫应答释放炎性因子，成为潜在复发的基础；等等。免疫学的研究使我们越来越清楚地认识银屑病的发病机制，从而指导有针对性的银屑病防治。自2003年来，在治疗上利用生物制剂治疗银屑病，就是一种靶向性的免疫抑制剂，如针对细胞因子的单克隆抗体或阻断淋巴细胞活化和移行的融合蛋白，临床用于银屑病及其关节炎疗效显著。由此也证明，银屑病患者存在免疫反应的异常。

（张嘉珣　方栩）

银屑病的皮肤微循环有改变吗？

微循环是指人体血管系统中微小血管内的血液循环，由最末端的毛细血管组成，也是血液和人体器官组织进行物质交换的场所。毛细血管壁的通透性使得新鲜的血液能将氧气和营养物质输送给组织，而组织中的二氧化碳和代谢产物能进入血管被带走。体内所有的毛细血管连接起来总共有10万公里，可见血液与组织的物质交换有着巨大的接触面积。皮肤毛细血管的终末为一个直立的毛细血管袢，呈发夹形。用50~100倍的光学显微镜观察皮肤，可见点状或弧形的红色袢顶。在甲根部，皮肤菲薄并折叠成皱襞，此处直立的血管袢也随之平卧，成为一个独特的微循环观察部位。

与正常人比较，银屑病的皮损中毛细血管扩张、增生、扭曲，平时点状的红色袢顶变成了线团状。甲皱处即使无银屑病皮疹，也可见管袢扩张、弯曲畸形、袢顶瘀血、血流缓慢、渗出明显。这些表现提示：银屑病皮损中有明显的微循环障碍，结合临床上"肌肤甲错"的症状，符合中医学中的血瘀证；甲皱微循环的异常反映了全身微循环异常的倾向。因此，在银屑病的治疗中，活血化瘀的治则是中医的重要部分。

在银屑病消退后再继续观察，发现皮损消退后，局部毛细血管并不同时恢复正常，最早恢复者在皮损消退后2周出现，绝大多数在2~6个月后恢复正常，但个别病例在1年后仍不正常。这项研究的主持者刘承煌教授认为：这可能是本病易于复发的原因之一，故皮损消退后不应立即停止治疗，而应该继续治疗直至微循环恢复正常为止。

（方栩）

银屑病与细菌等微生物感染有关吗？

人们早就发现微生物的感染与银屑病有关，最明显的是上呼吸道感染后发病，应用抗感染药物或扁桃体切除后，银屑病病情会好转，可见银屑病的发生与细菌感染是有关的。对这方面研究人员已做了很多深入的研究，结果发现用链球菌疫苗做皮内试验，在皮内注射链球菌提取物或灭活的链球菌注射部位会出现新的银屑病皮损或原有皮损的恶化，甚至个别患者出现全身泛发性脓疱型银屑病。

除了链球菌外，其他细菌感染如葡萄球菌、分枝杆菌等，也可同样诱发或加重银屑病。实验室已证实：这可能是细菌抗原与表皮内某种抗原结构相似而导致血T淋巴细胞活化有关，也可能是细菌超抗原的作用。我们临床发现龋齿治疗后银屑病好转，其他还发现肠道的细菌、真菌可能与银屑病有关，有报道服用抗真菌的制霉菌素、酮康唑，抗肠道细菌的甲硝唑，清除肠道细菌内毒素的考来烯胺，均能使银屑病患者皮疹减少。艾滋病患者中患有银屑病者经抗HIV的齐多夫定治疗后，银屑病皮疹消退。细菌、真菌、病毒这些微生物的感染可能通过引起人体免疫功能的改变参与银屑病的发生。

（颜克香　方栩）

为什么感冒后银屑病会加重？

银屑病患者在看病时医生经常会问，发病前有感冒吗？有没有其他的疾病如慢性咽喉炎、鼻窦炎等？银屑病患者也发现每次感冒后银屑病都有加重，医生会经常提醒患者注意千万别感冒，为什么呢？这是因为感冒后会有病毒或细菌侵入到上呼吸道，尤其是β-溶血性链球菌的感染，它与急性进行性点滴状银屑病的发病及慢性斑块型银屑病症状加重密切相关，它是急性进行性银屑病的诱发因子，也是银屑病慢性持续存在的刺激因子，同时也是加重和诱发脓疱型银屑病的重要因素。研究显示：金黄色葡萄球菌和链球菌超抗原可大量活化外周血T淋巴细胞引发银屑病。同时，感冒者常常有劳累的因素，此时免疫功能低下，细菌更易侵犯，原有的病灶容易活动发作，如鼻窦炎、扁桃体炎、尿路感染等，引发机体的病理免疫反应。

（颜克香　方栩）

银屑病与精神、神经因素有关吗？

皮肤科医师早已注意到精神心理应激事件可引发银屑病和使银屑病病情加重。这些心理应激事件包括：意外事故、精神紧张、情绪压抑、丧偶或家庭不和、工作不顺利、经济困难等。以往国内外关于银屑病的临床调查报道中这类患者占10%~80%；一组大样本调查显示1114例银屑病患者中，40%患者在忧虑时发生银屑病，其中37%患者忧虑时银屑病加重。另一5600例银屑病调查中有30%患者在忧虑时发生银屑病。还有其他的临床报道支持银屑病和精神、神经因素有关：对精神紧张的患者应用精神松弛治疗，或用安定药物可有助于银屑病病情缓解；有报道1例因下肢骨折而神经受伤的银屑病患者，骨折以下部位原有的皮损消退，骨折恢复后皮损重新出现。在临床上常会遇到一些心理压力较大，精神过于紧张的患者，其银屑病病情亦较重，且治疗效果不理想。相反，另一类精神比较放松、生活态度乐观的患者其银屑病转归较好，甚至治愈后多年不发。这些都说明精神、神经因素在该病发病中的作用。

近年来，基础研究人员的实验发现了神经肽在银屑病发病机制中的作用，为临床所发现的现象提供了理论依据。当机体受到刺激时，不论是外源性或内源性刺激都可能引起的神经源性炎症，首先刺激使皮肤感觉神经释放P物质和其他神经肽增多，作用于皮肤中的免疫细胞分泌细胞因子等介质，引起局部炎症反应，同时神经生长因子的参与，更加扩大了上述反应，而这些炎症反应就能够触发具有银屑病遗传素质的人发生银屑病。因此可见：精神紧张诱发和加重银屑病是有物质基础的，不良的精神刺激因素可以引发银屑病的结论是明确的，银屑病患者和家属都应有意识地避免紧张，减轻精神压力，在医生的指导帮助下，采取必要有效的措施，解除心理负担，避免银屑病的发生和加重。

（夏萍　方栩）

银屑病患者常属哪一种性格？

临床常常发现很多银屑病患者的个性强而急躁，偏向 A 型性格，即好胜争强的性格。这种性格的人常有敌意，急躁易怒，时间紧迫感强，他们体内的儿茶酚胺比一般人要高得多，易患高血压、冠心病等。国内学者通过 A 型性格特征如焦虑、抑郁、内向等，制定标准心理量表，评价人格特征在银屑病发病中的影响。1991年对银屑病患者用相关量表统计证实，在患者中 A 型性格的几率远远超过正常人群分布。说明不良性格与银屑病有关。

有学者分析认为 A 型行为与银屑病关系可能是银屑病的后果，而非银屑病的病因。因为银屑病患者长期遭受疾病的折磨及造成的慢性毁容，使患者的社会角色、家庭角色都发生急剧变化，从而导致行为性格的变态，形成或强化了 A 型性格；有些病程长，到处求医而病情得不到缓解的患者更加烦恼、焦虑。A 型性格负面情绪产生的后果对控制银屑病有害无益，易扰乱体内的代谢平衡，促发免疫反应，形成恶性循环，使病情加重，甚至发生寻常型银屑病向非寻常型银屑病转型，增加治疗难度。不管怎样，银屑病属心身疾病，对银屑病患者的治疗，除银屑病药物治疗外，有必要开展行为、认知、生物反馈干预等心理治疗。

（夏萍　方栩）

精神紧张可引起银屑病患者哪些免疫变化？

应激事件可引发银屑病或使其病情加重，许多患者也发现忧虑等精神因素诱发了他们的银屑病。虽然，这种现象的病理生理机制仍未完全明了，但已知应激可导致激素如促肾上腺皮质激素、皮质类固醇、儿茶酚胺及乙酰胆碱等的释放。另外，重要的是心理紧张可促使皮肤中的许多感觉神经末梢释放神经P物质和其他神经肽，引起银屑病神经源性炎症的改变。神经肽类物质可影响多种免疫活性细胞，包括肥大细胞、中性粒细胞、淋巴细胞和巨噬细胞等。它可以与肥大细胞结合，使之脱颗粒，释放炎症介质如组胺、白三烯及前列腺素等，导致银屑病的一系列病理变化。神经肽类物质对中性粒细胞和巨噬细胞有趋化作用，促使它们黏附于内皮细胞，释放溶酶体酶。

实验室研究人员还发现：皮肤中的角质形成细胞能合成和释放神经生长因子（NGF），与正常人相比较，银屑病皮损中NGF水平升高，表达NGF受体的神经数量也增多，银屑病未受累皮肤中NGF（+）角质形成细胞也增多；NGF是一种促进神经再生和神经肽合成的物质，能促进多种免疫细胞的炎症反应，说明银屑病皮损中表皮免疫反应细胞和神经的病理改变共同存在，相互影响。还有实验室研究人员发现：免疫系统和神经系统之间具有双向对话的能力，内分泌系统起到了传导作用。近十几年来，已在很多领域证明：神经系统、内分泌与免疫系统之间有着密切的关系，千丝万缕，错综复杂，形成网络般的调节。

（夏萍　方栩）

银屑病与外伤或手术有什么关系？

在银屑病发病诱因的调查研究中，国内外都发现外伤也是其中之一，并认为是重要激发因素。1984年我国大规模的银屑病调查结果显示：外伤占各种诱因的11.5%；在上海1985年调查中占6.17%。如理发时头皮被抓破或剃破，2~3日后在此局部出现银屑病皮疹，也有跌伤、烫伤、灼伤、砸伤等发病的。手术部位发生银屑病的一般在手术后2~3月内发生，皮损出现在手术切口处或瘢痕的边缘。外伤引起局部银屑病是本病的同形反应特点，通过对表皮细胞的损伤，激发了神经免疫机制的反应，神经系统和表皮角质形成细胞的某些化学介质相互复杂的作用，引起有遗传背景的个体发生银屑病。此外，严重的外伤或手术创伤后发生全身性的银屑病也有报道。1位青年女性银屑病患者，在重睑手术后出现切口处的银屑病，不久点滴状银屑病皮损迅速扩展至全身；1位男性银屑病患者皮损少量静止期，右踝部骨折，石膏固定部位出现皮损，并从此皮损渐渐泛发全身；曾有下乡女青年夜间外出，被狗追赶并咬伤，诱发银屑病。这里除了局部的同形反应外，不能排除全身因素的参与作用，包括精神紧张、体质虚弱等。

（方栩）

哪些非皮肤病药物可诱发银屑病或使银屑病加重？

临床上最初较明显发现银屑病患者用心血管药物皮损加重，尤其是普萘洛尔（心得安，一种 β 受体阻断药）。后来得到动物实验的证实，并以此来制成银屑病的动物模型，供实验研究使用。以后又逐渐发现多种加重银屑病的药物，现已比较明确的可使原有的银屑病病情加重或诱发银屑病的非皮肤病药物如下。

①β 肾上腺受体阻断药：包括 $β_1$ 和 $β_2$ 受体阻滞剂。常见的有醋丁洛尔、阿替洛尔、贝凡洛尔、美托洛尔、妥拉洛尔、阿普洛尔、纳多洛尔、氧烯洛尔、吲哚洛尔、普拉洛尔、普萘洛尔、索他洛尔、噻吗洛尔等。②锂盐：如碳酸锂、枸橼酸锂等。③血管紧张素转换酶抑制剂：文献报道有卡托普利、依那普利、赖诺普利等。④抗疟药：羟氯喹、氯喹等。⑤非甾体抗炎药：吲哚美辛、保泰松等，临床应用发现具体情况不同，反应也不一样。⑥抗生素和四环素类药：四环素对银屑病的影响有争议，但有较多病例的报告。其他还有青霉素类、磺胺类药物还没有完全证实，临床报道不多。⑦干扰素。⑧钙拮抗药：硝苯地平、尼莫地平和尼卡地平。⑨降糖药：二甲双胍。此外，染发剂、洗发水、伤湿止痛膏等也可诱发或加重本病。

部分患者银屑病加重似乎与用药剂量的多少有关，停药后皮损会逐渐消退。可能和银屑病患者本身的代谢情况有关，所以银屑病患者用药时应慎重选择，尽量避免那些可能加重银屑病的药物；同时发现病情变化，应及时就诊和医生一起仔细分析。

（周珺　颜克香　方栩）

内分泌因素会影响银屑病吗？

内分泌因素是一个很大的概念，包含的东西很多，比如妊娠、分娩、哺乳、月经、甲状腺功能等。从国内外临床研究来看，不是所有患者发病都与内分泌因素有关。国内曾对2743例银屑病的临床诱因进行了分析，发现169例受内分泌因素的影响，约占6.2%，其中，以性激素的影响为多。妊娠时性激素变化很大，银屑病与妊娠的关系比较复杂，表现不一，甚至同一个人，数次妊娠表现也不一样，总的来讲好转的占多数，妊娠时多数患者皮疹改善，因为妊娠期伴有体内糖皮质激素水平的提高，有利于病情缓解；但也有的反而加重。银屑病受月经影响的比较少，有的患者会在经期前后皮损加重，可能与月经前后体内雌孕激素水平低下有关，此时，体内淋巴细胞的功能和数量都有轻度的下降。

有学者对银屑病患者体内的甲状腺激素水平进行了检测，结果发现银屑病患者血清三碘甲状腺原氨酸（T_3）及促甲状腺激素（TSH）水平显著低于正常对照组，而血清甲状腺激素（T_4）水平与对照组相比无明显差异。甲状腺素及TSH对维持机体的正常免疫功能具有重要意义，其相对低下可导致免疫功能调节的不足。因此，全身各组织的健康状况对于银屑病的防治有不可忽视的影响。

（颜克香　方栩）

银屑病是因为缺乏维生素或微量元素吗？

有时候医生会给银屑病患者开一些补充维生素和微量元素的药物，银屑病的发生是不是缺乏某些维生素或微量元素呢？维生素是维持机体正常代谢和功能所必需的一类营养素，虽然人体对其需要量甚微，但其作用十分重要。多数维生素是某些辅酶的组成成分，参与体内各种代谢。近来研究表明银屑病患者血清维生素A含量、维生素E含量、维生素B_1和C含量降低，因此，补充某些维生素可作为银屑病的辅助治疗。微量元素在体内虽少，但也是体内代谢所必需，有些微量元素具有免疫调节功能如硒，硒是人体所必需的微量元素之一，成人每天硒的需要量为50~200μg，研究发现银屑病患者血硒值较正常人低，补硒可使银屑病患者临床症状得到改善。但是补充微量元素不能过度，否则也会产生中毒，如硒过量时可导致胃肠功能障碍、腹水、贫血、毛发脱落、指甲变形及肝脏受损等。

（颜克香　方栩）

银屑病有脂质代谢障碍吗?

临床上我们发现在银屑病患者中患有糖尿病、高血脂的比例明显高于正常人，是因为用降血压或降糖药引起了银屑病还是银屑病患者体内本身存在糖代谢或脂质代谢障碍，更容易引起这些疾病的发生呢？俄罗斯学者的研究发现银屑病患者中有相当大比例患者患有高胆固醇血症（低胆固醇血症），也有患者患有高（低）高密度脂蛋白血症，且均与疾病的严重程度相关。第一次及第二次世界大战期间，曾发现在营养状态不良的情况下，银屑病的发病率有所降低或病情有所好转。因此曾有人主张用低脂饮食来治疗银屑病。我们以前用流行病学的队列研究方法曾做过调查，也发现银屑病患者的心血管疾病的发生率比正常人群明显增多，皮损面积较大的患者血液中脂质的成分与正常人明显不同。银屑病患者体内的确存在血脂异常，但目前仍不能明确银屑病患者存在的脂质代谢异常究竟是银屑病发生的原因，还是银屑病病理生理变化的结果。

（颜克香　方栩）

银屑病发病和加重与温度、湿度有关吗？

我国疆土幅员辽阔，南北纬度相距近50°，气候差别很大。气候对银屑病的影响国内外都做过研究，一致认为气温和银屑病有着密切的关系。从银屑病患者个体的病程来看，如果没有治疗药物的干扰，绝大多数是冬天皮肤干燥瘙痒，皮疹加重，易有新疹发出；夏天皮肤出汗滋润，皮疹变薄变淡，甚至全部消退。

国内曾先后对20个地区和49个地区（包括城市和农村）的发病与主要的气象因素进行统计分析，其中气温与银屑病发病率的关系最为密切。平均气温低的地区发病率高，平均气温高的地区发病率低，如黑龙江齐齐哈尔平均气温3.2℃，年发病率0.46‰；而广州平均气温21.3℃，年发病率仅0.01‰。其他的气象因素中，降水量和相对湿度的变化和气温的变化是一致的。北方地区多刮西北风，降水量少，气候干燥寒冷；而南方地区多刮东南风，降水量较多，气候温暖潮湿（齐齐哈尔降水量为461mm，相对湿度为69%；广州的降水量为1243mm，相对湿度为77%）。由此可见，气候条件是银屑病发病中不可忽视的一个环境因素。

与气候有关的因素还有日照、呼吸道疾病易感性、饮食习惯等，都可能直接或间接地影响银屑病的患病。如冬季昼短夜长，日光照射时间短，不利于皮损消退；寒冷干燥的刺激，易引起上呼吸道感染而诱发或加重银屑病。

（万牛　方栩）

吸烟对银屑病有什么影响？

吸烟对健康有害已是众所周知，烟叶中仅已知的致癌物质就达43种之多，点燃后的烟叶还会生成其他多种有害或致癌物质。因此，世界各地的禁烟呼声日益高涨。

吸烟几乎对人体的各系统都有损害。吸烟与癌症、呼吸道及心血管疾病的关系已有很多研究。呼吸道的黏膜受吸烟的损伤而产生炎症，使过敏物质易于通过气管黏膜吸收，激活肺的免疫细胞，引起免疫反应加重炎症。被动吸烟者也有类似反应，男孩比女孩更敏感。吸烟后大脑血管扩张，10~15分钟内表现兴奋、大脑活动加强，而后转为抑制。吸烟者的白细胞趋化性明显增高，吸烟刺激白细胞活化，释放过氧化物以增加炎症反应。吸烟对血管影响很大，微循环必然首当其冲受害，使体内凝血物质增多，血栓形成，微循环的血流量减少。同样皮肤也有类似改变，外科皮瓣手术前后几天就要求禁烟，以免影响皮瓣存活。吸烟还减弱机体防御疾病的能力。

银屑病的发病机制中，白细胞的趋化性和活化、微循环的异常、感染诱导皮疹发生加重等方面是疾病发生、发展的重要环节，吸烟产生的效应对银屑病可谓是"雪上加霜"。少数已发病的银屑病患者提示吸烟可以改变疾病类别。因此，吸烟对银屑病是非常不利的，患者应当戒烟，并且避免被动吸烟。

国外科学家很早就报道每天吸烟大约15支是诱发银屑病的一个危险因素。国内学者对725例银屑病患者进行调查发现，吸烟与银屑病之间存在显著相关性，且危险度随着吸烟的数量增加而递增。

总而言之，吸烟对身体健康有百害而无一利，希望银屑病患者不要吸烟。

（夏萍　方栩）

银屑病患者能喝酒吗？

酒美味提神，能"御风寒、通血脉、壮脾胃""杀虫辟瘴"，广为人们喜爱。现代研究发现：少量饮酒能使血中有益的脂蛋白增多，减少胆固醇在血管壁的沉积；能促进血液循环，减少血栓形成，降低血黏度。而酒的害处是损害肝脏、大脑，还会引起高血压、动脉硬化、肥胖、致畸等。李时珍在《本草纲目》中详叙了多种药酒功效的同时，就提出了"酒少饮"的告诫。

酒的效应对人有益或有害，取决于个体代谢能力的大小和酒量的大小。酒在体内代谢过程中会产生一种称为乙醛的有毒物质，需要肝脏产生乙醛脱氢酶来氧化解毒，但是，黄种人中约有1/3是乙醛脱氢酶的缺陷者，这些人喝酒必醉，而此酶不缺陷的人若喝酒太多，超过肝脏的能力也会醉，喝醉一次，损害健康的程度不亚于患一次急性的轻型肝炎，因此，根据肝脏的能力，有人主张无乙醛脱氢酶缺陷者，每日饮60度的白酒不超过25mL（0.5两），一般的色酒如黄酒不超过50mL（1两），啤酒不超过300mL。

在银屑病与酒的关系研究中发现，戒酒所中男性嗜酒者的银屑病发生率明显多于一般人群，男性银屑病发病前饮酒量每日42.9g，对照组每日为21.0g。国内学者对640例银屑病患者饮酒史调查发现饮酒次数及数量越多，银屑病发病程度越重。已经知道银屑病病理基础是角质形成细胞过度增长，中性粒细胞浸润及真皮血管异常增长和扩张，一方面，嗜酒，特别是烈性酒可以直接扩张血管，使血管通透性增加，利于中性粒细胞游出，向表皮浸润，另一方面，嗜酒使花生四烯酸含量增高，抑制腺苷酸环化酶，使cAMP减少，导致表皮细胞增殖。所以，希望银屑病患者不要嗜酒。

（夏萍　方栩）

中医学认为银屑病是怎么引起的？

银屑病是一种常见的慢性炎症性皮肤病，具有顽固性和复发性的特点，其皮损特征是红色丘疹或斑块上覆有多层银白色鳞屑，有明显的季节性，多数患者病情冬春季加重，夏季缓解。其引发原因众多，概括起来有以下几个方面。

（1）风寒湿热　因感冒咽痛等外感病邪，或正气不足受病邪侵袭，或久居潮湿环境，风湿热邪毒乘虚侵袭皮肤致病。

（2）血热　因禀赋体内血热、外感六淫、七情内伤使气机阻滞，郁久化火；或因饮食失节，脾胃失和，热邪内蕴，伏于血中，外壅肌肤而发病。

（3）血瘀　因多种病邪使气机壅滞，血行受阻，以致经脉阻滞，肌肤失养；或病程较久，血热久蕴，热结血瘀，血瘀不能荣养肌表而发病。

（4）血虚　若患病多年，病毒未尽，而阴血耗伤，以致血虚生风，风盛则燥，肌肤失养而发病。

（5）肝肾亏虚　因年老病久，肾精亏损，或肝阴不足，寒闭热伏，阳气不得外达，阴血不能滋养肌肤，出现皮肤干燥、红斑脱屑。

总之，银屑病的发生与中医学"血"关系密切。其病因主要有内因和外因两方面，内因为饮食不节或情志内伤，或禀赋不足，肝肾亏虚；外因为风寒、湿热、寒温燥毒之邪、侵袭肌腠。内外合邪，搏于气血所致，而发于肌肤。

（徐平　潘祥龙）

症状篇

- ◆ 为什么说银屑病是系统性疾病?
- ◆ 银屑病会伴发心血管疾病吗?
- ◆ 银屑病经常伴发哪些免疫性疾病?
- ◆ 银屑病和代谢综合征有什么关系?
- ◆ 哪些不良因素与银屑病有关?
- ◆ ……

为什么说银屑病是系统性疾病？

银屑病是一种慢性的炎症性皮肤疾病，最早认为该病主要累及皮肤和关节，以后逐渐发现有眼睛、肝脏、心血管、胃肠道、肾脏、内分泌等器官的累及，但是为数不多的个案印象无法得出与银屑病有关的结论。近年来得益于计算机的发展渗透，大规模的医疗管理和流行病学调查为认识银屑病的伴发疾病、治疗现状及预后提供了可能。

国外多个大样本数以万计的银屑病资料研究获得了很丰富可靠的信息，越来越多的证据表明，银屑病中尤其是病情严重患者常伴发一系列内科疾病，如代谢综合征、动脉粥样硬化、心肌梗死、自身免疫性疾病及恶性肿瘤等。因此，目前认为银屑病属于一种系统性疾病，这些伴发疾病可能与银屑病本身的发病机制有关。银屑病皮疹中有大量致炎因子的产生，这些炎症因子作用于血管神经、胃肠道等其他组织器官，导致伴发疾病出现。

银屑病伴发的疾病已确立的有三大类：心血管疾病、代谢综合征和自身免疫性疾病。较多见的是与代谢综合征有关的高血压、糖尿病、高血脂、腹型肥胖、动脉粥样硬化，严重者发生心肌梗死。免疫性疾病的伴发主要是肠道的克罗恩病（节段性回肠炎）和溃疡性结肠炎，神经系统的多发性硬化，其他还有红斑狼疮、白癜风等。肿瘤的伴发尚未确立。

目前研究发现，与银屑病系统并发症相关的不良行为因素有酗酒、吸烟、肥胖以及焦虑、抑郁、紧张等心理状态。银屑病并发症及相关因素的证实，使研究者意识到本病对健康和生命的影响，而患者对此则知晓甚少。因此，皮肤科医生和保健医生应同时对患者除银屑病外的症状进行筛查，关注患者的心理行为等；选择银屑病治疗方案时，亦应考虑到并发症及其治疗药物的作用，及时调整治疗方案，避免长期应用的毒性及不良反应，尽早控制皮损以减少并发症的发生和加重，提高生活质量，延年益寿。

作为患者要以健康的心态积极配合医生，在生活中主动预防伴发疾病的发生，如控制体重、改变不良生活习惯，全方位地提高银屑病治疗的有效性和安全性。

（韩凌　方栩）

银屑病会伴发心血管疾病吗？

多年来逐渐增多的临床研究表明：银屑病患者易伴发心血管病，银屑病与心血管病具一定相关性。1978年McDonald和Calabresi首次报道银屑病患者闭塞性血管病的发生率增高。近年来，两项分别来自美国和英国的大样本、前瞻性研究表明，银屑病患者具有患心肌梗死、心绞痛、动脉粥样硬化、外周血管性疾病、脑卒中的高风险性。英国13万银屑病资料的统计显示：年龄30岁的轻度和重度患者患心肌梗死的相对危险度分别是对照组的1.29倍和3.10倍，提示银屑病与心肌梗死存在相关性。Gelfand等对门诊银屑病患者进行调查，发现银屑病是心肌梗死的独立因素，重度年轻患者发生心血管病的风险系数最高。

华山医院皮肤科刘承煌教授领衔的银屑病小组自20世纪80年代起先后用流行病学队列研究方法调查，也发现银屑病患者心血管疾病的发生率比正常人群明显增多；实验室发现患者血液中的血栓素B_2、血脂、血黏度及血小板聚集功能均增高；在银屑病皮损的微循环研究中观察到皮损有明显的血管袢增生扭曲、血流减慢等血瘀症状，外观正常的皮肤微循环也有轻度的异常，这些都提示银屑病和心血管疾病有共同或相似的病理生理学基础。在患者的血清游离脂肪酸分析中发现：在进行期和泛发性组中血清脂质组分与正常组和静止期组明显不同，推测银屑病皮损的严重性与整体的脂质代谢有关。

近来的研究显示，银屑病皮损与动脉粥样硬化斑块的形成有一定的相似性，均与炎症反应过度激活的致病机制有关。银屑病属于自身免疫炎症性疾病，发病中有多种致炎因子活化，而炎症在动脉粥样硬化发生过程中起着重要作用。已有报道用甲氨蝶呤和肿瘤坏死因子抑制剂治疗银屑病可降低心血管病的死亡率，推测银屑病的炎症是独立的心血管危险因素。

银屑病伴发心血管病的机制还可能同以下心血管事件的高风险因素有关：①肥胖：据国外学者研究，轻、重度银屑病患者肥胖的危险度是对照组的1.47倍和1.79倍，脂肪组织在动脉粥样硬化斑块形成中起到重要作用；②吸烟：在国内外的银屑病调查中均发现患者吸烟人数增加，长时间吸烟会损伤血管内皮细胞，而这正是动脉粥样硬化的起因，更重要的是导致血小板凝固功能增强和促血栓形成；③血脂异常：银屑病患者常出现低密度脂蛋白升高等高脂血症；④高血压：高血压在银屑病患者的伴发率为普通人群的2倍多；⑤糖尿病：银屑病患者即使无糖尿病也常表现为胰岛素抵抗，因此糖尿病的危险性增高；⑥心理因素：银屑病患者由于疾病常出现紧张、烦躁和抑郁等精神症状，而这些正是发生心血管疾病的独立危险因素。

（韩凌　方栩）

银屑病经常伴发哪些免疫性疾病？

许多研究表明银屑病患者同患自身免疫性疾病的几率升高。2012年美国一项最新的研究共检查了25 341例患有一种以上自身免疫性疾病的银屑病患者，出现频率明显增高的免疫性疾病包括类风湿关节炎、斑秃、乳糜泻、系统性硬皮病、克罗恩病（节段性回肠炎）、干燥综合征、白癜风、溃疡性结肠炎、系统性红斑狼疮、巨细胞动脉炎、Addison病（原发性慢性肾上腺皮质功能减退症）、肺纤维化和慢性肾小球肾炎，但同银屑病相比，关节病型银屑病更易合并自身免疫性疾病。中国汉族人银屑病调查的研究提示：银屑病更易伴发白癜风和系统性红斑狼疮。

银屑病伴发免疫性疾病最为常见的是关节炎和肠炎。一般人群中银屑病关节炎的患病率是0.04%~1.2%，而在银屑病患者中却高达25%~34%。国际银屑病基金会从2003~2011年的调查发现，中、重度银屑病患者关节炎的比例升高，86%的关节病型银屑病患者中银屑病皮损早于关节症状，平均时间14.6年。克罗恩病和溃疡性结肠炎在银屑病患者人群中的发病率是普通人群的3.8~7.5倍；已发现银屑病尤其伴有关节炎患者的肠道黏膜，尽管没有肠道症状，仍可能存在着显微镜可见的炎症；16号染色体基因已被确定是银屑病、克罗恩病和溃疡性结肠炎共同的易感基因之一。

多发性硬化在银屑病患者中的发生率为0.41%~7.7%；多发性硬化家族中，银屑病发生率较对照组高，有1个以上多发性硬化患者的家族中银屑病发生率最高，支持二者间遗传的关联；同时，β干扰素治疗多发性硬化过程中易并发银屑病，而肿瘤坏死因子抑制剂治疗银屑病时可能发生多发性硬化。

以上研究成果表明：这些免疫性疾病的伴发与整体免疫系统复杂的路径紊乱相关；其次，银屑病与伴发的自身免疫性疾病多有相似的遗传易感性或环境因素。在一项全基因扫描研究中，定位于4号染色体的基因与银屑病关节炎、银屑病和一系列自身免疫性疾病都有关联，包括1型糖尿病、乳糜泻及甲状腺功能亢进。充分了解银屑病伴发的多种免疫性疾病，有助于深入研究银屑病的发病机制，同时提升治疗中对免疫性疾病的考量。

（韩凌　方栩）

银屑病和代谢综合征有什么关系？

在生活方式发生极大变化的时代背景下，皮肤科医生面临着对银屑病的重新认识。代谢综合征的出现则显著增加了患者发生心血管疾病和2型糖尿病的风险，银屑病和代谢综合征的相关性已被多项研究所证实，因此，防治银屑病应重视代谢综合征的筛查。

代谢综合征是一组发生于肥胖人群中表现为腹型肥胖、体内糖和脂肪代谢紊乱、高血压的症候群，以不良生活方式为主要病因，发病机制是以"胰岛素抵抗"（胰岛素功能低下）为中心而影响全身代谢，与慢性低度的炎性状态有关，结果导致心血管疾病的发病率和死亡率明显升高。2005年国际糖尿病联盟（IDF）规定诊断代谢综合征必须符合以下条件。

（1）中心性肥胖（中国）：男性腰围≥90cm，女性腰围≥80cm。

（2）合并以下四项指标中任二项：①三酰甘油≥1.7mmol/L；②收缩压≥130mmHg，舒张压≥85mmHg；③空腹血糖≥5.6mmol/L；④高密度脂蛋白，男性<1.03mmol/L，女性1.29mmol/L。

冰岛国家健康与营养体检中心2003~2006年的观察报道：银屑病患者中代谢综合征患病率为40%，对照组23%。2007年意大利的一项研究显示：银屑病组代谢综合征患病率30.1%，对照组20.6%。国内学者调查中国北方正常成年人的代谢综合征患病率为18.2%，而北京协和医院银屑病住院患者的患病率为38.1%，上海市皮肤病医院住院患者为36.7%。一项住院患者资料的研究显示：银屑病患者代谢综合征明显多于其他非银屑病的住院患者。2012年在美国风湿病学会（ACR）年会上芝加哥学者报道：与类风湿关节炎（RA）患者相比，银屑病关节炎（PsA）患者中代谢综合征（MS）明显更多见，呼吁应当更积极地纠正PsA患者的危险因素以降低心血管患病率与死亡率。

代谢综合征在银屑病患者中发生率较高的具体原因尚不清楚，可能与下列因素有关：银屑病本身常有"胰岛素抵抗"，容易发生糖尿病；银屑病患者中肥胖比例较高，脂肪堆积使组织中肿瘤坏死因子增多；银屑病皮损也产生大量的肿瘤坏死因子等炎症因子。肿瘤坏死因子可通过抑制胰岛素代谢中酪氨酸激酶的活性、抑制和受体结合的信号传导以及使胰岛素敏感的转录因子等环节，破坏胰岛素的功能，产生"胰岛素抵抗"的病理状态，引起糖尿病、脂质代谢紊乱，导致血管粥样硬化、高血压等威胁健康和生命的严重后果。此外，胰岛素抵抗与其他病理生理学机制互相作用，如内皮功能、凝血纤溶、高血脂毒性及高血糖毒性等可能影响银屑病。总之，银屑病和代谢综合征关系还在进一步的研究中。

（韩凌　方栩）

哪些不良因素与银屑病有关？

与银屑病伴发疾病相关的不良因素主要为吸烟、酗酒、肥胖及抑郁紧张的情绪。重视解除不健康因素对银屑病伴发疾病的影响，有助于降低银屑病伴发疾病的发生，并在一定程度上缓解银屑病的病情。

（1）吸烟　目前已被确认是发生银屑病的危险因素，并使心血管疾病的伴发风险升高。2004年美国的统计数据表明：吸烟增加心血管疾病、中风、心肌梗死及肠道炎的危险性。芬兰、意大利、英国、挪威及中国等国家的研究均发现银屑病患者中吸烟人数增加；美国犹他州的研究报道：800多例银屑病患者中37%人吸烟，而一般人群中仅13%，且78%的患者都是在发病前开始吸烟。

（2）酗酒　酗酒人群中银屑病发病率增加，但酗酒是银屑病发病因素之一，还是因罹患慢性病银屑病引起了酗酒尚存在争议。一项纳入144例银屑病患者的研究表明银屑病发作与此前12个月饮酒的量有联系；而另一55例患者的研究则认为酒的消费和银屑病发病无关，但持续的酗酒很可能增加了银屑病的严重性。

（3）肥胖　体重指数（BMI）=体重（公斤）/身高（米）的平方，BMI大于30定义为肥胖，肥胖导致的严重的健康后果包括高血压、心血管疾病、糖尿病和癌症等。首先，在欧洲大型流行病学调查中，银屑病第一个被发现与肥胖相关；接着，美国的研究亦发现银屑病中BMI增高，一项纳入78 626女性、历时14年的前瞻性研究表明：肥胖和超重是女性银屑病加重的危险因素。银屑病BMI升高也是银屑病伴发心血管等疾病的另一因素。

（4）心理因素　银屑病患者常因形象欠佳、行动受限、病情迁延不愈而遭受社会歧视，自我认同感降低，产生精神症状，工作能力下降。一项纳入300所大学银屑病患者的研究显示，银屑病病患经历的身体、精神的打击不亚于甚至超过慢性内科疾病（肿瘤、关节炎、高血压、心脏病、糖尿病及抑郁）对患者的影响。患者不健康的心理状况不仅加重银屑病的病情，更是心血管疾病的危险因素，同时常与代谢综合征关联。抑郁症患者极易发生心肌梗死及心肌梗死后再发。长期不稳定的心理状态必将影响免疫系统，在一定程度上参与相关的自身免疫性疾病和肿瘤的合并发生。

患者在日常生活中尽量减少和消除伴发疾病的相关危险因素，尤其是肥胖和吸烟，以积极的生活态度，配合日益先进的治疗手段，一定能为银屑病及其伴发疾病的防治开启希望的启明灯。

（韩凌　方栩）

银屑病伴发肿瘤的几率有多少？

就银屑病本身的皮肤角质形成细胞的增生而论，未曾有发生恶变的报道，但是治疗银屑病药物所致的恶性肿瘤则有不少报道。长期的PUVA治疗会增加患皮肤鳞状细胞癌、黑素瘤的危险性。有研究资料显示：高加索白种人银屑病接受250次以上的PUVA（补骨脂+UVA）治疗，发生皮肤鳞癌的危险是接受治疗次数较少的患者的14倍。国内多篇个案报道，应用含砷制剂（雄黄、红矾）治疗银屑病而出现多发性皮肤鳞癌。20世纪80年代至2005年有近百篇的报道，关于应用抗肿瘤药物乙双吗啉和乙亚胺等治疗银屑病诱导白血病的发生，绝大多数是急性非淋巴细胞性白血病，其中由于未能预见的远期不良反应，造成了事实上的过度治疗，因此这些药物已被禁用于治疗银屑病。

近年美国15万的银屑病资料中发现：严重银屑病患者中发生淋巴瘤的危险性增加，主要是皮肤T细胞淋巴瘤和霍奇金病，分别是正常人群的10.75倍和3.18倍。因此国内外研究推测：治疗银屑病的免疫抑制剂甲氨蝶呤、环孢素、吗替麦考酚酯等，可能与淋巴组织增生性疾病相关。但有一项研究对65岁以上的银屑病患者2700例随访4年，淋巴瘤相对危险性比对照组增加3倍，仅1.55%的患者应用过可疑致癌的药物。

此外，还有少量关于银屑病患者发生肺癌、喉癌、咽癌、肝癌、乳腺癌、膀胱癌、肾癌的报道。黑素瘤和非黑素瘤皮肤癌危险性未能在银屑病与对照组比较的研究中证实，因此，银屑病与伴发肿瘤的关系还不能确立。

（方栩）

银屑病有哪些类型？

银屑病一般分为两大类：寻常型和非寻常型，非寻常型包括脓疱型、关节病型和红皮病型。

寻常型最为常见，据上海华山医院皮肤科就诊的4276例银屑病统计，寻常型占94.6%。

寻常型银屑病基本损害初起为红色丘疹或斑丘疹，自粟粒至绿豆大，上覆云母状的银白色鳞屑。鳞屑急性损害不明显，慢性损害较明显。将鳞屑刮除后，其下为一红色发亮的薄膜，称薄膜现象。轻刮薄膜即可出现散在的小出血点，呈露珠状，称为点状出血现象。此外尚有脂溢性、湿疹样、光敏性和尿布银屑病等寻常型银屑病的亚型。

脓疱型银屑病临床上较少见，占0.77%。分为局限性和泛发性，局限性又包括掌跖脓疱病和连续性肢端皮炎（肢端脓疱病）。泛发性常由于妊娠、感染、皮质激素等因素诱发，或由寻常型银屑病发展而成，表现为皮损上2~3mm大小的黄色浅表性脓疱，可发生于全身各处，不同程度泛发。严重者有发热等全身症状。

关节病型银屑病在1984年全国银屑病调查中占0.69%，在上海华山医院皮肤科资料中占3.3%，大多数表现为在有银屑病皮疹的同时出现关节炎症状。

红皮病型银屑病占0.98%，可由严重的银屑病或脓疱型银屑病发展而成，或较罕见的为原发性的红皮病。几乎全身皮肤受累，超过90%，但常有边界很清楚的小片正常皮肤存在，称为皮岛，可发现银屑病皮损的特征。急性红皮病型银屑病常伴发热、畏寒、头痛等全身症状，白细胞计数可增高。

近年来，根据临床特点、发病机制、病理以及治疗反应多方面的考量，提出六型分类：斑块型、点滴型、反向型、脓疱型、关节病型和红皮病型银屑病。

（万牛　方栩）

银屑病皮疹的三大特点是什么？

寻常型银屑病基本损害初起为红色丘疹或斑丘疹，自粟粒至绿豆大，上覆成层疏松的银白色鳞屑，即使是貌似红色光滑的皮疹，用指甲搔刮表面后，即出现多层银白色的鳞屑，如同红色的蜡烛搔刮表面时能刮下白色的蜡屑一样。将鳞屑刮除后，其下为一红色发亮的薄膜，称薄膜现象。轻刮薄膜即可出现散在的小出血点，呈露珠状，称为点状出血现象。因此，我们把银白色鳞屑、薄膜现象、点状出血看作是银屑病皮肤症状的三大特点。

对一些特殊类型的银屑病来说，虽然各有其特殊性改变，但检查时仍会出现上述的典型表现。不过银屑病的典型皮疹会随着涂药、病情改变和部位不同而有所不同。例如鳞屑在经常清洗的面部及易受摩擦的皱褶部位几乎没有，而在四肢关节伸侧，如肘膝关节部位则较厚；蛎壳状银屑病的鳞屑为非银白色，且紧密黏着，则是由于皮损炎症明显，并有渗出，使鳞屑变色结成硬壳状的痂。

（万牛　方栩）

银屑病的皮屑脱落为什么非常多？

银屑病是一种表皮角质形成细胞分裂、增殖过度的疾病。正常的表皮细胞每天都在新陈代谢，不断更新人体的皮肤，整个过程约为28天，因此每天都有细胞脱落，但因参与了滋润皮肤的表面脂膜形成，而无法察觉，只有冬天，或皮肤干燥的老年人，才看到脱落的皮屑；就如头发指趾甲，是皮肤的一部分，每天都在生长增长，但不会自行脱落，要靠人们剪去。但是在银屑病的皮损处，这个周期仅为3~4天，细胞分裂太快，生长周期明显缩短，也就是说其表皮细胞尚未完全成熟便被推移到了表皮的最外层——角质层。这种不成熟的细胞互相之间的结合是疏松的，不像正常皮肤的角质层那样排列整齐紧密，其间隙内夹杂着大量的空气，可以在光线的折射下呈现银白色的外观；也因为结合疏松，很容易被抓掉、刮落。因此，在银屑病皮疹上便看到了一层又一层云母状松散的白屑和纷纷扬扬的银白色"雪花"。

（万牛　方栩）

银屑病的皮疹为什么那么红？

正常皮肤真表皮之间呈有规则的波状曲线相连接，表皮下伸部位称表皮突，真皮突起部位称真皮乳头。寻常型银屑病的皮疹病理表现为表皮的棘细胞层增生变厚，表皮突延长，其下端类似棒槌样结构；因此皮损成斑块状，有浸润感。正常皮肤每个真皮乳头内均有1个毛细血管祥，呈发夹状弯曲，以供表皮的营养生长，如果皮肤擦破至表皮，仅出水或少量出血；但银屑病皮损中，真皮内有数目不等的炎症细胞浸润，真皮乳头内的毛细血管在病理因素下，不断增生、扩张、纡曲、充血，形成鹿角状、线团状，所以皮疹会很红，边界清楚。临床上出现红色薄膜现象，即刮除真皮乳头变薄的表皮后，乳头内扩张增生的毛细血管就会破裂出血，表现为针尖大小的点状出血，出血量比正常皮肤同样被擦破时要多得多。

（万牛　方栩）

银屑病为什么会伴有瘙痒？

银屑病的皮疹一般伴有不同程度的瘙痒，这是由于银屑病的皮疹有炎症，同时因皮损的角质层细胞角化不全，排列疏松，正常的屏障功能被破坏，皮肤水分丢失过多引起皮肤干燥，使患者皮肤产生瘙痒感觉；而且干燥的皮肤对于外界的刺激较为敏感。病情为进行期的患者由于皮损泛发、炎症干燥明显或受到药物等外界因素的刺激，或者由于患者皮肤感觉的敏感性高，这时就会有比较严重的瘙痒感觉。

因此对于有瘙痒的患者，要尽量避免使用刺激性强的外用药，及时停用可能刺激皮肤引起瘙痒的各种治疗。对于皮肤干燥、皮疹较厚者应配合治疗，给予沐浴或湿毛巾湿敷，随即给予润泽保护性的制剂，如凡士林软膏、尿素乳膏等，作为基本的皮肤护理，在此基础上，再用治疗性的药物和治疗，如外用糖皮质激素等消炎软膏。切忌水溶液、酒精类制剂的外用药物。对于皮疹瘙痒较严重的患者，特别是炎症较重、影响睡眠者，应加用口服抗组胺类药物，或改变治疗方案，采用作用更强的抗银屑病治疗药物。

（万牛　方栩）

什么是银屑病的同形反应？

临床上常见皮肤外伤破损处、手术切口处、疫苗接种、日晒、抓伤甚至在萎缩纹或原先存在的皮肤病（如脂溢性皮炎、尿布皮炎）上出现银屑病皮损，这种现象被称为"同形反应"，又称人工银屑病。同形反应见于银屑病病情活动的进行期，研究发现银屑病外表正常皮肤经划痕或胶布粘剥后，局部皮肤的毛细血管衬有银屑病样的团球样改变。还有实验证实：倘若用缓解期银屑病患者的血清注射到活动期患者的皮内，可抑制同形反应的发生。由此说明：同形反应是病情活动的标志，并受到体内某些因子的控制。

鉴于银屑病发病机制基础研究的结果，有人推测：角质形成细胞由表皮损伤直接活化，启动了细胞因子释放的过程，引起表皮增生，也可能是皮肤破损后，使皮肤表面细菌的超抗原直接与树枝状细胞结合，继之活化破损皮肤中的T淋巴细胞（辅助T细胞），从而引发出银屑病皮损。也有从神经系统角度来解释发生机制：银屑病未受累皮肤损伤→角质形成细胞增殖→神经生长因子合成增加→诱导角质形成细胞增殖、炎症反应、神经纤维增生、神经肽上调等造成恶性循环→银屑病皮疹。总之，银屑病患者可以出现由皮肤外伤引发的银屑病，因此，应提醒银屑病患者在进行期注意保护皮肤，避免外伤，治疗时应小心，不宜用强烈刺激性药物，也不宜采用紫外线照射。

（夏萍　方栩）

什么是银屑病的进行期和静止期？

银屑病的进行期是皮损的急性发生阶段，特点是新的皮损不断出现，原有的皮损也可以不断扩大，进行期皮损炎症比较明显，常表现为鲜红色，上面覆盖有较厚的、疏松的、容易脱落的银白色鳞屑，皮损的周边常有一圈淡色晕。常伴有瘙痒。此时易发生同形反应，即在擦伤、注射、手术切口等损伤部位的正常皮肤上出现银屑病皮损，也可继发于其他皮肤病或瘢痕处。

银屑病的静止期则是指病情稳定，炎症停止发展，无新皮疹出现，但是旧皮疹也不见消退，又称稳定期。当皮损逐渐缩小、变平，红晕消退，鳞屑减少，直至皮损完全消失，留有色素沉着或色素减退斑，此期谓消退期。静止期和消退期一般不发生同形反应。

这三期皮损时有重叠存在，即新皮疹出现的同时，原来的皮损或停止发展而处于静止状态，或有少量皮损已开始逐渐消退，评判时以多数皮疹的状态为主。

（夏萍　方栩）

什么是点滴状银屑病？

点滴状银屑病是以皮损形态命名进行分类的一种类型，"点滴"这个词来源于希腊文的"滴"。皮疹为独立的点滴状红斑丘疹，分布于全身皮肤，以躯干和四肢较多见，有时也可见于头皮。常发生于新发、初发的寻常型银屑病患者，尤其见于儿童和青少年患者。在寻常型银屑病愈后复发，或由静止期、消退期突然转为进行期也可出现点滴状皮损。有报道约有1/3的点滴状银屑病可发展成斑块状银屑病。部分点滴状银屑病具有自限性，通常在起病3~4月后消退。

许多皮肤科医师认为点滴状银屑病与β溶血性链球菌产生的超抗原有关，这些链球菌感染可表现为咽炎、扁桃体炎或其他部位的皮肤黏膜炎症。

通常在感染后2周发病，应用抗生素，如青霉素、红霉素等治疗有效。

（夏萍　方栩）

什么是斑块型银屑病？

斑块型银屑病是临床上最常见的寻常型银屑病皮损类型，约80%的银屑病患者属于斑块型银屑病。表现为大小不等的红色或暗红色斑块，边界清楚，表面覆以干燥的云母状鳞屑。刮除鳞屑后，显露色红光亮的半透明薄膜，再刮除薄膜则可见小出血点。多层银白色鳞屑、光亮薄膜和点状出血是本病的特征。皮损多发于肘膝关节伸侧、头皮和腰背部。但也可以发生于身体的其他部位。常常有不同程度的瘙痒，从明显的瘙痒到无瘙痒。

斑块型银屑病是慢性病程的主要皮损类型，故称之为慢性斑块型银屑病，多由点滴状皮损发展而来。值得注意的是，少许新发的寻常型银屑病为斑块型银屑病。慢性斑块型银屑病皮损炎性症状加重、扩大，或突然出现点滴状银屑病皮损，往往说明患者病情转为进行期，可能与上呼吸道 β 溶血性链球菌感染、劳累、紧张等全身因素有关。

（夏萍　方栩）

什么是反向型银屑病？

寻常型银屑病的皮损一般好发于四肢的伸侧，如肘关节和膝关节伸侧和躯干的背侧。而反向型银屑病属于一种特殊部位的寻常型银屑病，发生于腋窝、乳房下、腹股沟、臀间沟、外阴、肘窝、脐窝、腘窝等皮肤皱襞部位，皮损表现为有光泽的红斑，无典型的干燥云母状鳞屑，鳞屑极少，又称屈侧银屑病。由于这些部位较多汗潮湿，摩擦频繁，易产生浸渍、皲裂，表面湿润，甚至有渗液、糜烂和黄色油腻性痂皮，使银屑病皮损的特点荡然无存，然而，边界清楚的红斑仍是银屑病诊断的依据之一。同时，往往能在寻常型银屑病常见的发疹部位，如头皮、四肢伸侧及背部发现典型的银屑病皮损，鳞屑性红色丘疹或斑块。

由于这些部位通风少，潮湿，加之银屑病治疗多用激素，很容易发生真菌感染，加重银屑病皮损，造成恶性循环。因此要注意防治真菌感染。

（夏萍　方栩）

银屑病累及指（趾）甲有什么症状？

银屑病患者出现指甲损害时容易误诊，有时也能为我们诊断银屑病提供依据。临床观察发现约有50%的银屑病患者有指（趾）甲损害，特别是脓疱型银屑病患者，几乎均伴有点状凹陷，甲板不平，同时失去光泽，甲板可出现横沟、浑浊、肥厚，游离端与甲床剥离或整个甲板畸形或破坏，有时出现甲下脓疱。各型银屑病均可累及甲，并常伴有附近远端指间关节炎，但发病率各不相同。甲板点状凹陷是最常见的改变，甲下油滴状黄斑、甲下过度角化及甲剥离也很常见，偶有甲下出血，表现为尖碎细线状紫红色斑，与甲板纵向平行。

甲床与甲母质的纵向组织活检证实了这些改变：甲母质部位的银屑病会出现甲板的点状凹陷、嵴和沟，而甲剥离、甲下过度角化及出血是由于甲床或甲下皮部位银屑病引起的。由于银屑病甲的病变部位有组织破损，微循环障碍，局部营养不良，抵抗力低下，经常可能受到真菌感染而发生甲癣，进而加重银屑病病变。因此，在发生银屑病甲病，或甲周发生银屑病皮损时，可用抗真菌的软膏，防治癣病，促进组织康复。

（颜克香　方栩）

儿童银屑病有什么特点？

儿童银屑病与成人银屑病的不同之处在于女性患者为多，发病与链球菌感染、遗传因素更为密切。华山医院皮肤科对专病门诊观察的292例儿童银屑病分析，发现儿童男女比例为1：1.3，同期成人银屑病患者1699例，男女比例为1.9：1，且女性14岁前发病明显多于男性，和全国1984年的银屑病调查资料及其他国内外文献的大多数结果一致，认为女性发病较早可能与女性发育较早有关。该组患儿18.1%有家族史，而成人组为13.8%。多数患儿发病前有扁桃体炎或上呼吸道感染史，半数以上的患儿伴有扁桃体慢性肿大，而成人组的发病诱因以精神因素多见。皮损以寻常型、点滴状为主，皮损较薄，鳞屑较少。关节炎及甲损害的发生明显少于成人组。儿童非寻常型银屑病中以脓疱型为多，而成人则以红皮病型为多，关节病型次之，脓疱型居第三位。儿童银屑病严重性比成人低，通常不直接危及儿童的生长发育，但疾病消耗会引起体质下降，可能间接影响生长发育。由于初发皮疹常随感冒发热之后出现，而且皮疹与其他原因造成的皮疹（病毒性、药物性等）非常相似，所以容易被忽略或误诊。

（颜克香　方栩）

银屑病冬重夏轻吗？

不少银屑病患者发现天气转暖后皮损会逐渐减轻，一到天气转凉的时候就复发。还有患者诉说：初夏时去南方海边游泳，晒晒太阳泡泡海水皮损能迅速消退，整个夏季无忧，短裤短袖都能穿，无需遮遮掩掩，好不自在。国内研究银屑病的资料统计表明：银屑病发病于春季者最多，其次为夏季、冬季、秋季。而皮损加重的季节则以冬季最多，春季为第二位，秋季为第三位，夏季为最少。大量的文献报道及临床观察也均证实：银屑病的自然病程与季节确实有着密切的关系，一般规律是冬季加重及复发者最多，至夏季气候转暖后皮损治疗见效快，疗程短，效果好，病情轻的患者在此季节皮损亦可自行消退。这就是我们所说的银屑病冬重夏轻的意思，当然也不是绝对的，有的患者则恰恰相反，冬季减轻或消失，夏季加重或复发，我们称之为光敏性银屑病。有的患者因长期使用激素或其他药物而导致疾病自然病程消失。严重久病的银屑病常常没有明显的冬重夏轻。因此，人们早就开始利用紫外线来治疗银屑病，现在的多种光疗机器就是由此逐渐发展起来的。此外，在平时的治疗预防中也可充分利用这一规律，生活中争取接受日光的照射。北欧国家的银屑病发病率较高，由于日照少，银屑病患者就组织去以色列等地做治疗性旅游。

（颜克香　方栩）

银屑病为什么容易复发？

经常有患者会问银屑病能根治吗？治了这么多年为什么还老是发病啊？虽然随着医学的发展治疗银屑病的手段越来越多，但无论是新出来的生物制剂抗细胞因子单抗等还是光化学疗法均不能解决复发的问题，而只能是通过各种联合治疗的手段延长缓解期，减少复发次数。当然也有的患者在初次发病后经过治疗可以维持多年不复发，或即使复发皮疹也较少，病情不严重。但也有复发十分频繁，皮疹逐渐增多加重者。复发的频率和严重程度在不同患者之间差异很大。复发的原因尚不清楚，因为银屑病是一种具有显著遗传背景的疾病，并有一系列复杂的免疫学异常，所以病情的反复发作从根本上讲是由疾病相关基因决定的，在内外环境的刺激因素如气候温度、因素、感染、创伤、饮食不当、某些药物等作用下，导致银屑病复发；当临床症状消退时，体内的免疫状态异常未得到有效的纠正或完全的恢复，也是造成复发的重要因素。研究还发现，不同的治疗措施在清除皮损之后能够维持不复发的时间也会长短不一。一般的规律是，单纯外用药治疗者复发较早，而只外用糖皮质激素者复发最快；外用药物结合系统治疗、联合用药、光疗和光化学治疗、中医药治疗、蒽林治疗等患者的复发则相对较迟。近年国内外的研究都已经注意到包括NB-UVB、UVA、PUVA在内的光疗和光化学疗法在清除皮损的同时还能够诱导局部浸润的淋巴细胞发生凋亡，所以治疗之后可以维持较长的不复发时间。对于频繁复发的银屑病患者，在选择治疗方案时除了尽快有效控制皮损之外，作为患者要争取掌握发病的主动权，避免内外环境中的刺激因素，主动配合治疗，发现异常情况及时和医生沟通采取措施，积极维护机体的免疫功能，使复发尽可能减少减轻。

（颜克香　方栩）

严重的银屑病有什么症状？

银屑病是一种慢性病，如果治疗得当，护理得好，可以终身皮疹局限，随季节而复发或减轻，甚至消退。但如果不切实际地急于求成、过度治疗，甚至滥用偏方、秘方，则会导致银屑病加重，甚至危及生命。那么严重的银屑病有何表现呢？寻常型的银屑病主要表现为红色丘疹或斑块，附有云母状的银白色鳞屑，如果外用刺激性药物或应用激素（包括口服和外用）后突然停药都可以引起皮疹的恶化，出现全身皮肤潮红肿胀、脱屑等红皮病型银屑病的表现，或者出现发热、全身起小脓疱等脓疱型银屑病的表现。含有汞和砷的药物积蓄中毒可发生皮肤角化性损害，甚至皮肤鳞癌。已有多例报道，银屑病患者断续用称为"灭癣丸"的含砷药丸7~8年后，发生皮肤鳞癌，最后内脏转移死亡。除了这些皮损上的恶化外，还可出现肝肾、心脏、神经系统等内脏器官的损害。

（颜克香　方栩）

银屑病会影响其他脏器组织吗？

大多数银屑病不会影响其他脏器组织，这里除外药物的影响。根据1984年全国银屑病调查，7492名患者中轻度（皮疹占体表面积10%以下）占62.81%，中度（皮疹占体表面积10%~29%）占29.47%，重度（皮疹占体表面积30%以上）占7.7%。银屑病对其他脏器的影响与皮疹的严重度有关，因此占大多数的轻度患者不会因银屑病而对其他脏器产生损伤的，但是皮损发展成中重度，患者就可能出现其他脏器的损害。

临床研究表明，银屑病的肝解毒功能低下与银屑病的病情长短、皮疹面积大小有关。肝功能有关指标异常在进行期较多见、明显，皮疹消退后大部分恢复正常；非寻常型银屑病的肝脏各检查指标异常发生率比寻常型银屑病明显增高。由此可见，严重的银屑病确实存在着肝脏的改变，银屑病患者应用肝毒性药物后易出现损伤，可能和患者本身已有的肝脏改变有关。

胃肠道包括口腔黏膜会受到银屑病的累及，表现为唇红、口腔黏膜的白色环状红斑，病理证实是银屑病的病理改变。内窥镜检查证实：2/3活动期银屑病患者有多发性糜烂的胃炎，皮损消退时，内窥镜检查也见好转；我们发现3例银屑病患者口腔受累者，内窥镜检查均有胃肠道炎症或溃疡。与许多广泛性皮肤病患者相似，银屑病由于皮损广泛而出现脂肪泻，皮损消退，脂肪泻也消失。

眼病变见于严重银屑病中，眼睛各部分均可受累，表现为非特异性睑炎、结膜炎、虹膜睫状体炎、视网膜炎，也可累及角膜、晶体。严重者可致眼睛功能丧失。

心血管系统是银屑病最常受累的系统之一，银屑病皮损有微循环异常。华山医院刘承煌教授用流行病学调查的方法，严格与性别、年龄随机配对的居民对照发现：银屑病患者发生冠心病是一般居民的11倍，高血压伴发率为15.4倍。笔者曾用气相色谱法测定银屑病患者的血清游离脂肪酸组分，发现皮损范围的大小影响亚油酸组分的比例，提示皮损影响了机体的脂质代谢。

肾脏受累于银屑病的个案报道国内外均有，表现为银屑病活动发作期出现血尿和（或）蛋白尿，皮损改善消退，随之尿液检查恢复正常。这些患者皮损面积均较广泛，包括寻常型和脓疱型银屑病，和肾脏损害的关系密切。推测与共同的血管免疫反应机制有关。

此外，必须指出的是，银屑病除了累及以上脏器外，某些治疗银屑病的药物对各脏器有明确的损害，如糖皮质激素、抗代谢药物、维生素A和维A酸、补骨脂素类、砷剂等。

（方栩）

寻常型银屑病会转变为其他严重型的银屑病吗？

银屑病的临床类型很多，每一种均有其特殊性，一般来说，非寻常型银屑病属于严重型。寻常型银屑病为发病率最高的一型银屑病，但在某些激发因素下，寻常型银屑病可能会转变为其他严重型的银屑病。许多因素均可引起银屑病病情加重，由寻常型转变成其他类型。这些因素一般可分为两大类。

第一类为药物及治疗因素，包括服用其他药物或药物过敏引起的同形反应，如抗疟药、锂剂、碘化物、β 受体阻滞剂、血管紧张素转化酶抑制剂、非激素类抗炎药（布洛芬、萘普生）、抗生素（四环素、特比奈芬）、肉毒菌素 A、外用药刺激（蒽林、焦油等外用药）、大剂量的紫外线照射、以各种方式应用的糖皮质激素或突然停用糖皮质激素等。

第二类属于自身及物理因素，如某些生理、病理状态（怀孕、甲状旁腺术后引发的低血钙、甲状旁腺功能减退、微生物感染包括链球菌和人类免疫缺陷病毒等）；此外，过量饮酒、皮肤外伤、精神压力、季节和气候的改变（天气过于炎热或寒冷）等均可导致寻常型银屑病向脓疱型银屑病、红皮病型银屑病转化。

（韩凌　方栩）

什么是脓疱型银屑病，临床上分哪几类？

脓疱型银屑病是一种以局限性或泛发性无菌性脓疱为主要特征的特殊类型银屑病，病理表现为银屑病的基本改变，炎症反应和微脓肿比寻常型银屑病明显，形成肉眼可见的脓疱。虽然在银屑病患者中所占的比例不到1%，但此病治疗困难，病情严重时伴有多脏器受累，甚至可以危及生命，因此脓疱型银屑病是皮肤科的少见病，也是疑难杂症。

目前将脓疱型银屑病分为两大类。

局限性脓疱型银屑病：包括掌跖脓疱病和连续性肢端皮炎。

泛发性脓疱型银屑病有5个临床类型：急性泛发性脓疱型银屑病、环状脓疱型银屑病、妊娠期泛发性脓疱型银屑病、儿童脓疱型银屑病以及泛发性脓疱型银屑病的局限型。

脓疱型银屑病各型临床特点有所不同，但时常发生转型，甚至重叠存在。掌跖脓疱病的患者经常接着发生寻常型银屑病；连续性肢端皮炎常常伴发严重的泛发性脓疱型银屑病；急性泛发性脓疱型银屑病后期皮损会转变成环状脓疱型银屑病，再进一步缓解；泛发性脓疱型银屑病的局限型常常在寻常型银屑病皮损和脓疱型皮损之间互变。泛发性脓疱型银屑病严重病例的皮疹消退，常常会经过一段时间的红皮病型银屑病后，再趋向痊愈的皮肤。伴有全身症状的脓疱型银屑病发作时可出现关节炎的症状，和关节病型银屑病重叠。因此，在银屑病病谱中，脓疱型银屑病是极其严重的一型。

（周珺　方栩）

脓疱型银屑病的小脓疱是皮肤感染吗？

脓疱型银屑病发作时会在红斑的皮损上出现密集针帽至粟粒大小的脓疱，很快就融合形成"脓湖"，继之脓疱干涸，形成鳞屑脱落，新的脓疱接踵而来，反复出现，而且脓疱出现时患者往往会发生畏寒、发热，因此，很多人误以为是感染导致的。但是很多研究证实取脓疱型银屑病的脓疱做培养时，是无细菌生长的。而感染性脓疱往往可以查到细菌生长，如金黄色葡萄球菌、表皮葡萄球菌和链球菌等。所以银屑病患者的脓疱是无菌性的脓疱，组织切片检查也证实其脓疱形成的组织病理特征是无菌性炎症反应。临床治疗应用免疫抑制剂后，脓疱消失、体温消退，说明脓疱型银屑病的脓疱是免疫炎症反应引起的。

但是在病程中，皮损的糜烂面可以产生污染及继发感染，此时细菌学检查可出现阳性培养结果。一旦继发皮肤感染，应当及时根据病原学检查和药敏结果选择合适的抗生素控制感染，以免加重病情。

（周珺　颜克香　方栩）

各类型脓疱型银屑病临床有何特点？

局限性脓疱型银屑病的症状局限，绝大多数无全身症状。

掌跖脓疱病的皮损局限于掌跖部，在红色鳞屑性斑块基底上反复出现脓疱，手掌皮损以大、小鱼际处为主，跖部好发于足弓和足弓水平的内外侧以及足跟。

连续性肢端皮炎的红肿和脓疱常初发于一个指或趾的末节背侧皮肤，可缓慢向近端发展，伴有甲病变，指、趾骨也可发生破坏，常于创伤或局限性感染后诱发。

泛发性脓疱型银屑病的分类曾因是否为独立性疾病而有争论，现在一般分类如下。

（1）急性泛发性脓疱型银屑病　1910年由 von Zumbusch 首次报道而命名，以急性泛发全身的无菌性脓疱伴有发热等明显的全身症状为临床特点，病情危重。

（2）环状脓疱型银屑病　常出现于急性之后，呈亚急性或慢性经过，特点是泛发的脓疱环状分布，呈离心性扩大。

（3）妊娠期泛发性脓疱型银屑病　以往作为一个独立的疾病称为疱疹样脓疱病。多发生在妊娠中后期，脓疱皮损泛发对称，常呈环形扩大，好发于皮肤皱褶处，如腋下、乳房下、腹股沟等，可伴低钙血症。一般在分娩后症状缓解，但也有分娩后皮肤损害仍持续较长时间者。

（4）儿童脓疱型银屑病　临床表现可以为环状或 von Zumbusch 型。

（5）泛发性脓疱型银屑病的局限型　在含义上与主要累及掌跖部位的局限性脓疱型银屑病有明显不同，指的是在寻常性银屑病的基础上，大部分皮损表面突然发生脓疱的改变，因此有人认为将其称为"伴有脓疱的寻常性银屑病"可能更为贴切。

（周珺　方栩）

脓疱型银屑病的诱发因素有哪些？

脓疱型银屑病属于比较严重的银屑病，发生的诱因与寻常型银屑病相似。常见诱因有感染、糖皮质激素的减量过快或骤停（包括口服或大面积外用）、药物（如氯喹、青霉素、普萘洛尔、锂、特比萘芬等）、预防接种、外伤、紧张劳累、妊娠及精神创伤等。

1910年首次报道的泛发性脓疱型银屑病（von Zumbusch 型脓疱型银屑病）是1例多年的寻常型银屑病患者，突然出现全身皮肤的红斑脓疱，伴有发热等毒性症状，反复发作，最初发作出现于应用焦性没食子酸后，但后来的复发无明显诱因。此患者9次被 von Zumbusch 收治住院，仔细观察后以综合征为名作了报道。

20世纪60年代后，英国首先报道激素应用与脓疱型银屑病有关。华山医院皮肤科对1997~2007年住院和门诊的225例脓疱型银屑病病例进行了研究，发现有明确发病诱因者163例，占71.49%。发病前有感染史67例，其中单纯疱疹1例，结膜炎1例，尿路感染2例，其余为上呼吸道感染；糖皮质激素不当使用（包括口服糖皮质激素的不规则撤药和大面积外用）52例，其他依次为生活起居（包括喝酒、食海鲜、受潮、精神紧张、劳累）、药物、外伤、内分泌因素（妊娠、月经）。8例儿童患者中，4例发病前有上呼吸道感染史。研究还将病例按照发病前是否有寻常型银屑病病史分成两组，发现无寻常型银屑病史、初发即为脓疱的患者最常见的诱因为感染，而有寻常型银屑病史的患者则多为口服或外用激素的不正规减量所诱发。国内外也有许多临床研究发现激素和感染与脓疱型银屑病的发生关系密切。

但仍有相当部分病例呈突然发病而原因不明。这些结果与国内多数调查一致。

（周珺　方栩）

寻常型银屑病转变成脓疱型银屑病与使用激素有关吗？

得了银屑病往往影响外观，患者心理负担很大，有时为了面试或出入一些重要场合等原因，要求医生把病尽快治好，这时医生有可能会选用激素治疗，因为激素治疗起效快，疗效好。此外，有些不正规的医院或私人诊所打出的祖传秘方里可能也含有激素，患者用了以后见效很快，但停药后复发也快，并且炎症加重、皮损更多、治疗更困难，严重的可以出现脓疱。另外，长期外用激素，无意识地换药或停药，也会发生脓疱型银屑病。总之，只要激素用量波动足够大时，就会导致患者病情加重，以致出现脓疱型银屑病的改变。因此，如果银屑病患者用了激素，在医生的指导下正规地逐渐减量就可避免这一情况的发生。当然，有些患者可能没使用激素也会出现泛发性脓疱型银屑病的改变，如外用刺激性强的药物、感染等。但不正规地使用激素仍然是目前寻常型银屑病转变为脓疱型的主要原因之一。

（周珺　颜克香　方栩）

脓疱型银屑病发作前有什么表现吗？

临床观察发现脓疱型银屑病患者发病前可能有全身乏力、畏寒、高热、咽痛、关节痛、恶心、厌食等不适以及皮肤烧灼样感，医学上称之为前驱症状。急性泛发性脓疱型银屑病往往起病比较急剧，前驱症状时间较短，1~2天内即出现脓疱的皮疹。

在华山医院皮肤科分析的225例泛发性脓疱型银屑病病例中，有60例患者发病前有不同程度发热，占26.67%，最高体温可超过40℃。另有16例患者自觉发冷、寒战，占研究对象的7.11%。还有28例患者感到咽痛，约占12.44%。出现关节症状的患者共有73例，也占有相当大的比例，达到32.44%，多为不对称的周围关节痛，比如手指、足趾等小关节不同程度的疼痛肿胀。还有不少患者伴有乏力、恶心、厌食等非特异性的不适感，研究中共计80例，占到35.56%。

（周珺　颜克香　方栩）

脓疱型银屑病发病时有哪些全身症状和常见并发症？

急性泛发性脓疱型银屑病病情较重，在发作时往往会出现全身乏力、畏寒、高热等不适，白细胞计数增高。皮肤损害主要表现为红斑的基础上出现密集针头至粟粒大小黄白色无菌浅在性小脓疱，继而汇聚形成脓湖，皮损处可伴有不同程度的疼痛。常因摩擦接触而出现脓疱破溃后的糜烂。脓疱型银屑病常转变成红皮病型银屑病。此外，由于高热及皮肤大量脱屑使蛋白质、叶酸、维生素等物质消耗增加，可导致低蛋白血症或营养不良性贫血，出现乏力、倦怠、面色苍白等症状。个别患者可出现一个或多个关节肿痛、淋巴结肿大和眼部病变等症状。泛发性脓疱型银屑病还可并发肝、肾、心、肺等系统损害，亦可由于肺部感染、电解质紊乱或心肺功能衰竭而危及生命。曾有数篇关于脓疱型和红皮病型银屑病并发急性呼吸窘迫综合征的报道。

（周珺　颜克香　方栩）

地图舌与脓疱型银屑病有什么关系？

地图舌表现为舌背、舌边或舌尖上出现边缘呈白色而中央为无舌苔的红色地图形状或环状、多环状斑片，在唇部、颊黏膜或上腭也可出现这种损害。一般无明显自觉症状，进食时轻度刺痛，触觉敏感。舌头表面的地图形状会发生变化，出现游走或移行，也可自行消退或再次复发。脓疱型银屑病患者可出现地图舌改变，且与银屑病皮损病程有一致性，即皮损好转时，地图舌往往消退，提示这两种症状有一定的关系，脓疱型银屑病的地图舌已被证实有典型的银屑病病理表现，因此地图舌是疾病的一部分，可成为疾病或机体状况的一个指示剂，给予治疗指导。我们曾在2例泛发性脓疱型银屑病及1例顽固性肢端皮炎型泛发性脓疱型银屑病患者中见到伴发地图舌（其中1例还伴裂纹舌或阴囊舌，即舌背有许多沟纹），这3例患者都曾有食管的灼痛，经胃镜检查3例均有明显糜烂性胃炎。推测是脓疱型银屑病累及食道黏膜之故。

（周珺　方栩）

妊娠期脓疱型银屑病会影响胎儿吗，需注意些什么？

妊娠期脓疱型银屑病对胎儿的影响从两方面来看。

一方面是母体对胎儿的影响。首先由于患病给孕妇造成的影响，如高热、食欲减退、大量脱屑导致的蛋白水平的降低等，可能会影响胎儿的生长发育。孕妇患脓疱型银屑病时很多影响胎儿发育的治疗药物都不能用，这可能不利于病情的恢复。病情严重或病程较长的患者，可出现胎盘功能低下、发育缺陷，甚至发生胎死宫内或新生儿死亡。因此，对于患有脓疱型银屑病的孕妇，在怀孕晚期一定要严密检测胎儿和胎盘的功能情况，一旦发现问题，要及时终止妊娠，这样不仅有利于银屑病的恢复，也可以防止对胎儿的影响。

同时，妊娠期发生脓疱型银屑病，大多数系统性抗银屑病药物在妊娠头3个月使用时，发生先天畸形的危险相当高；有些药物在妊娠期使用，对胎儿胎盘都有毒性作用。甲氨蝶呤、维A酸、光化学疗法、雷公藤、甲砜霉素、环孢素以及维生素D衍生物等都应在妊娠期银屑病妇女中禁用。因此治疗是非常棘手的，为了安全起见，激素类以醋酸泼尼松龙用于孕妇危险最小。近年来有报道，静脉注射免疫球蛋白反应良好；还有生物制剂应用的报道，但主张慎用不用的为多。

另一方面是怀孕期间发生脓疱型银屑病是否会遗传给胎儿呢？银屑病虽然与遗传相关，但并不是单基因遗传病，它的发生受遗传、环境和免疫等多种因素影响，因此，无法预测此时出生的小孩将来是否会发生银屑病，而是与孩子将来成长的环境及自身的免疫力密切相关。有的人虽然携带有银屑病易感基因，如果免疫功能平衡正常，无诱发因素可以终身不发病。

（周珺　颜克香　方栩）

什么是关节病型银屑病，和银屑病性关节炎一样吗？

银屑病中关节病型银屑病和银屑病性关节炎是一样的，只是不同的名称，又可称银屑病性关节病。临床主要特征为有银屑病或有银屑病史患者，伴发非对称性外周多关节炎，大多以累及远端小关节为主，伴有指（趾）甲损害，在实验室检查方面类风湿因子为阴性。本病与类风湿关节炎较相似，但后者多侵犯近端小关节，不伴发皮损，类风湿因子阳性。关节病型银屑病占银屑病患者中的0.069%；其中75%患者先出现皮损，后出现关节炎，15%的患者则是先出现关节炎，后出现皮损，剩下10%患者则皮肤和关节症状同时出现。因此也极容易被误诊，尤其在未出现皮损时，往往会先考虑其他关节方面的疾病。因此对于关节病的患者要询问家族史，如有银屑病家族史，就应在诊断上考虑到银屑病的可能。由于常继发于寻常型银屑病或多次反复恶化后，亦可与脓疱型银屑病及红皮病型银屑病并发，而且常伴有全身症状，可长期迁延，治疗较为困难，因此及早发现和诊断极为重要。

（张嘉珣　方栩）

关节病型银屑病临床如何分型，有何特点？

银屑病中的关节炎有多种表现，有的仅发生于远端指趾间关节，并影响指趾甲；有的累及脊柱。目前国内外学者提出多种分类，长期来多采用于1973年提出的Moll和Wright标准（MWCS）。其将银屑病性关节炎分为五型。

（1）非对称性少关节型（AO）关节受累少于4个，受累关节指手、足远端或近端指（趾）间关节及掌指（跖趾）关节。在本病中最常见，占70%左右。膝、髋、踝、腕关节也可受累。分布常不对称。由于伴发腱鞘炎症，受累的指或趾可呈典型的腊肠指（趾）。

（2）远端关节型（DIP）累及手、足的远端指（趾）间关节。较少见，占关节病型银屑病的5%~10%，为典型的银屑病关节炎，它几乎总是伴发邻近的银屑病指甲病变。

（3）残毁型（AM） 受累跖骨、掌骨或指骨出现严重的骨溶解。指节有"套叠"现象及短缩畸形，病变关节可发生强直。本型是银屑病关节炎最严重型，较少见，约占关节病型银屑病的5%。有时伴有发热、体重下降。通常皮肤病变严重而广泛。患者的发病年龄多在20~30岁。

（4）类风湿关节炎样多关节型（SP） 至少4个关节对称性受累，主要累及手和足的小关节、腕、肘、膝、踝关节、近端指间关节和远端指间关节。约占关节病型银屑病的15%。与类风湿关节炎比较，受侵犯的关节数目较少，畸形程度较轻，较不对称。有些患者的血清类风湿因子呈阳性，可能是银屑病和类风湿关节炎两病重叠。

（5）脊柱型（SPON） 临床上与强直性脊柱炎类似，可伴外周关节炎，约占关节病型银屑病的5%~40%。有20%~40%的银屑病关节炎患者发生骶髂关节受累。以不对称的韧带骨赘为表现的脊柱炎，严重时可以引起脊柱的强直性改变，可见于40%的银屑病关节炎。

以上5个类型的关节病变常常有重叠，同时存在2种以上的关节改变，尤其在疾病后期。

（张嘉琦 方栩）

其他类型的银屑病有可能转变成关节病型吗？

银屑病性关节炎的发生，除了遗传因素外，似乎与皮肤的银屑病的严重程度密切相关，寻常型银屑病患者中5%~7%伴有关节症状，但在皮损广泛严重的银屑病中高达30%。也就是说，约有5%~30%的寻常型银屑病患者发展成银屑病性关节炎，皮损越严重发生率越高。值得注意的是，寻常型银屑病患者不规则地或长期大量使用糖皮质激素，包括内服及外用治疗银屑病，如内服泼尼松或地塞米松，肌内注射或穴位注射曲安西龙，或外用强效丙酸氯倍他索等药物后，往往皮损越来越重，而转变成非寻常型银屑病包括关节病型银屑病的可能性也随之增多。临床发现，关节病型银屑病患者中1/5曾出现脓疱型皮损，1/10曾出现红皮病改变。我科228例脓疱型银屑病住院患者中74例曾出现关节疼痛症状（占32.89%），多为单侧周围关节受累；181例脓疱型银屑病中2例伴有关节病型银屑病。由此可见，寻常型银屑病可能会转变成关节型银屑病，而较严重的非寻常型银屑病之间也可互相转换，因此在激素的应用上应该多加注意。

（张嘉珣　方栩）

红皮病型银屑病的临床表现有什么特点？

红皮病型银屑病属于严重型的银屑病，皮疹泛发，累及头面部、手、足、指甲、躯干和四肢，皮损面积达到全身体表皮肤的90%以上。急性期皮损炎症明显，鲜红肿胀，皱褶部位，如腋下、腹股沟皮肤皲裂，常有组织液渗出，伴有高热等全身症状。慢性期皮损颜色变暗，大量脱屑，每天脱屑可达20~30克，手足可呈手套袜子样的大片脱屑，故又称红皮病为剥脱性皮炎。全身皮肤干燥紧绷，瘙痒难忍，可出现眼睑外翻，不能完全闭合，导致结膜炎。患者常伴有脱发，甲营养不良，甚至完全脱落。

红皮病型银屑病多由寻常型银屑病皮损加重扩大而逐渐形成，或因治疗刺激引起，某些情况下由脓疱型银屑病转变而来，极少数病例不明诱因突然发作。

红皮病型银屑病患者极易出现代谢紊乱的并发症，持续、广泛的皮肤炎症反应对于机体的体温调节、心血管系统、水电解质及蛋白质的代谢等有着极为严重的影响。严重的红皮病患者存在体温过高、皮肤血管扩张、心脏输出增加，如果这些改变持续存在，可出现体温过低、高输出量的心力衰竭。大量表皮脱失导致蛋白质缺失，低蛋白血症会加重因皮肤炎症本身引起的水肿、心脏衰竭，老年患者更容易出现贫血。红皮病型银屑病患者皮肤的屏障受损，经表皮水分丢失增加，如果水分的摄入不足，可能导致脱水等水电解质紊乱的情况，危及生命。更为严重的并发症是红皮病患者抵抗力低下，易受感染。

（韩凌　方栩）

诊断与鉴别诊断篇

◆ 诊断银屑病的依据有哪些?

◆ 寻常型银屑病要和哪些疾病区分?

◆ 关节病型银屑病的关节症状与其他关节炎有何不同?

◆ 泛发性脓疱型银屑病如何与类似疾病鉴别?

◆ 局限性脓疱型银屑病如何与类似疾病鉴别?

◆ ……

诊断银屑病的依据有哪些？

银屑病的诊断主要通过体格检查，对于红斑鳞屑性皮损，根据银屑病皮损的三大特点，即银白色鳞屑、红色光亮薄膜、点状出血，能够较容易诊断。因为银屑病皮损好发于头皮、肘膝关节伸侧和腰背骶尾部，但常常被患者自己疏忽；当出现一枚红斑不易诊断时，检查这些部位可对诊断提供较可靠的依据。有时，头皮出现皮屑增多或真菌样改变，很难判断，较多的指甲点状凹陷可被视为银屑病的早期症状。

因某些皮肤疾病极易与银屑病混淆，所以，当诊断较为困难时，有必要获取一小块皮肤组织依赖显微镜来明确诊断，这就是"皮肤病理活组织检查"。

目前尚无可靠的血液学检测来明确银屑病的诊断。

特殊部位的银屑病通常缺乏银屑病的某些典型表现，如头皮银屑病，表现为大片损害覆有极厚的鳞屑，难以祛除鳞屑显现点状出血；面部银屑病皮损因每天多次洗脸，常常少有鳞屑；掌跖部层层鳞屑黏着而不疏松，常伴皲裂；腋窝、腹股沟、乳房下、外阴部及臀部皮肤皱褶处的银屑病，因潮湿摩擦，光滑而无鳞屑，常有浸渍和皲裂，红斑损害边界清楚。

临床上还存在一些皮疹变异的银屑病类型，如脂溢性银屑病，有时可能是寻常型银屑病合并脂溢性皮炎，皮疹多分布于面部鼻唇沟、眉部、头皮部等皮脂溢出部位，红斑表面覆有黄色油腻的鳞屑，还可在身体的皱襞部位呈现大片红斑；蛎壳状银屑病见于少数患者，皮损有糜烂和渗出，受浸润的银白色鳞屑干燥后形成多层褐色的痂皮，重叠堆积，类似蛎壳；疣状银屑病是多见于四肢伸侧的褐色疣状斑块，顽固不退，瘙痒明显，往往在身体的其他部位尚有典型的银屑病皮损。

（韩凌　方栩）

寻常型银屑病要和哪些疾病区分？

寻常型银屑病特征性的皮疹一般足以作出正确诊断，但在一些非典型、特殊部位的皮肤病损害或是当银屑病并发于其他疾病时，需要和以下几个相似的疾病区分。

脂溢性皮炎的皮疹颜色淡红，没有明显的边界，呈糠状鳞屑。

湿疹，特别是局限于腿部时，有时会表现出银屑病样的特征，而掌跖部角化过度的湿疹也容易导致误诊，需要和寻常型银屑病相鉴别。

腿部、阴茎和掌部肥厚的扁平苔藓，常常可发现有紫罗兰色，表面有光泽并含有特异性条纹的小丘疹，或累及口腔，这些特征能将扁平苔藓和银屑病区分开来。

头皮和肘部（伸侧）的神经性皮炎与银屑病的表现极为相似。

慢性苔藓样糠疹与点滴状银屑病类似，但分布以屈侧为主，皮疹棕红色或橙色，鳞屑少而黏着。

皱褶部位的白色念珠菌感染呈现银屑病样的红色，但鳞屑分布在皮疹外周，周边有小的卫星样皮疹。

股癣的边界，呈多环状扩展，由丘疹、丘疱疹组成，伴少量脱屑；但掌部红色毛癣菌感染与银屑病较难以区别，特别是外用糖皮质激素后鳞屑消失，需要显微镜和组织培养来区分。

二期梅毒可表现银屑病样的皮疹，往往同时伴有黏膜湿疣皮疹和掌跖部梅毒特征性的改变。

掌跖部位的汗孔角化症、Bowen病、Paget病和阴茎增殖性红斑，蕈样肉芽肿的斑块期与银屑病均有一定的相似之处，需要皮肤活检以区分于寻常型银屑病。

（韩凌　方栩）

关节病型银屑病的关节症状与其他关节炎有何不同？

关节病型银屑病一般要与以下关节疾病鉴别。

（1）类风湿关节炎　是最常见的慢性破坏性关节炎，女性多发，表现为对称性多关节肿痛，以累及腕、掌指及近端指间关节为主，关节活动受限，逐渐出现畸形。伴有明显晨僵，可有皮下结节。与关节病型银屑病相比较，类风湿关节炎受累的关节数略少且关节畸形程度比较轻，而且无皮损及指甲病变，骶髂关节和脊柱也较少受累。RF大多为阳性，HLA-B27为阴性。抗核周因子（APF）、角蛋白抗体（AKA）及抗环瓜氨酸肽（CCP）抗体检验都有助于类风湿关节炎的诊断。X线早期可见骨质疏松，中晚期可有囊性变、关节间隙狭窄或融合。而关节病型银屑病同时具有骨关节的侵蚀和增生。

（2）强直性脊柱炎　以骶髂关节和脊柱慢性炎症为主要表现，伴晨僵和脊柱各方向活动受限。以脊柱受累为主的关节病型银屑病要注意与该病鉴别。前者的特征性X线表现为对称性骶髂关节炎和脊柱相邻椎体间的韧带固化形成竹节样改变，而关节病型银屑病脊柱受累型多表现为非对称性骶髂关节炎，孤立的边缘骨赘或者非边缘性韧带骨赘，可见于脊柱的任何水平上。此外，银屑病皮疹是关节病型银屑病与强直性脊柱炎鉴别要点之一。

（3）骨性关节炎　本病属于退行性病变，见于老年人，多以负重关节受累为主，如膝关节、腰椎关节，可以有远端指间关节受累。一般无关节红肿现象，HLA-B27为阴性。X线检查显示骨质增生或者骨赘形成，无侵蚀性破坏。而关节病型银屑病是骨质增生和破坏同时存在的。患者是否有皮损及指甲病变、关节炎症表现和放射学改变都有助于两者的鉴别。

（4）Reiter综合征　本病也属于脊柱疾病的范围，主要表现是关节炎、尿道炎和结膜炎三联症，可以有银屑病样皮损或溢脓性皮肤角化症，发病前多有腹泻或尿道炎病史。以关节炎为主要病变者较难与关节病型银屑病鉴别，需长期随访，或是借助皮肤活检进行银屑病皮损的诊断。

（5）痛风性关节炎　可有痛风家族史，发病前多有饮酒或高嘌呤饮食史。本病呈发作性，最常累及第一跖趾关节，表现为明显的红肿、局部微热及剧烈疼痛，可以类似于腊肠趾，但本病无银屑病皮损及指甲病变。实验室查血尿酸明显升高，X线表现主要为穿凿样骨侵蚀，以上都有助于与关节型银屑病鉴别。

（张嘉珣　方栩）

泛发性脓疱型银屑病如何与类似疾病鉴别？

泛发性脓疱型银屑病以累及全身红斑、无菌性脓疱为主要特征，因此它需要和以下全身性的脓疱性疾病相鉴别。

急性泛发性发疹性脓疱病是在水肿性红斑的基础上出现密集的无菌性小脓疱，很快融合成脓湖，皮损泛发，分布对称；伴有发热和白细胞增高。病程有自限性，一般2~3周自行消退。对激素敏感，中等剂量激素即可控制。发病前一般有用药史，或细菌、病毒感染史，而没有银屑病病史，而且在以后也不会出现寻常型银屑病的改变，治愈后很少复发。而泛发性脓疱型银屑病皮损水肿性红斑少，病情迁延，多在发病前有寻常型银屑病病史，或者在发病以后出现寻常型银屑病的改变。此外，病理活检也可以作为一种鉴别手段。泛发性脓疱型银屑病在病理上会出现银屑病特征性的病理改变。

角层下脓疱性皮病也可以出现泛发性小脓疱，以松弛性脓疱、疱液呈上部清下部浑的弦月状为特点，主要分布在躯干尤其是皱褶部位，面部一般不受累。它是一种慢性、良性、复发性脓疱病，有自愈倾向，在整个病程中都不会出现寻常型银屑病的表现，皮肤活检可以鉴别。

（周珺　颜克香　方栩）

局限性脓疱型银屑病如何与类似疾病鉴别？

在掌跖部位出现小脓疱的疾病除了局限性脓疱型银屑病外，手足癣、癣菌疹、湿疹继发感染等也可出现脓疱。如何才能鉴别这些疾病呢？

手足癣的发病与季节密切相关，一般在夏季加重，冬季会好转或痊愈，多单侧起病，多累及指趾间部位，可累及指趾甲，而掌跖脓疱型银屑病则无季节性，多为双侧同时发病，边界清楚的红斑上有脓疱和黄色多层痂皮，不累及指趾间部分，脓疱成批反复出现，无全身症状。真菌学检查可以鉴别。

发生于单指（趾）的皮肤癣病需要和连续性肢端皮炎进行鉴别。连续性肢端皮炎常在创伤或局限性感染后发病，初发于一个指趾末节的背侧皮肤，尤其是甲周，表现水肿光亮，也可蔓延至整个甚至其他指趾，也常伴有甲病变，甲下可见脓疱，到后期指趾骨可发生指趾末端骨质溶解。手足癣也可由单个指趾起病，伴有甲癣，但是没有甲下脓疱，也不会破坏骨质，且真菌镜检或培养可以明确病原菌。另外，足癣严重时也可出现掌跖部小脓疱性的癣菌疹，一般足癣治好后，癣菌疹也会好转。

手足湿疹多对称发生，表现为潮红的斑片上有密集的小水疱，瘙痒剧烈，渗出多，病久皮疹增厚色素沉着，常伴有皲裂，可能因为搔抓等原因继发感染而产生脓疱。湿疹常见于过敏体质或经常接触清洁剂等化学刺激物的人群。需与局限于手、足的掌跖脓疱病相鉴别。后者起病时即表现为红斑基础上的脓疱，以后变成黄棕色，干涸成黄色酥饼样鳞屑脱落，继之以新的脓疱。

婴儿肢端脓疱病发生于2岁以下特别是2~10个月的婴幼儿，手足尤其是掌跖部的小脓疱，偶可见于头皮，但不发生全身的泛发。氨苯砜治疗有效，7岁以后多可自愈。这些特点有助于与脓疱型银屑病鉴别。

此外，手指部位还有比较少见的疱疹性瘭疽、脓疱性角化不全等皮肤病，有时也会出现脓疱。

（周珺　颜克香　方栩）

红皮病型银屑病需要和哪些疾病区分？

红皮病型银屑病多由寻常型银屑病发展而来，以泛发的红斑、鳞屑为主要特征，起病缓慢，亦可突然发病。临床上，红皮病型银屑病多需要和其他原因引起的红皮病相区分。较为常见的引发红皮病的皮肤病如下。

（1）特应性皮炎　发病前多有特应性皮炎的典型特征，病史较长，有包括哮喘和过敏性鼻炎的个人史或家族史。部分患者可有结节性痒疹存在。

血液检查可发现过敏体质的指标。

（2）毛发红糠疹　大片红斑上覆有糠状鳞屑，同时可见毛囊角化性丘疹，呈鸡皮样外观，皮疹颜色带有橘皮色，而且毛发红糠疹引起的红皮病多有正常皮岛，在岛状正常皮肤周围可见有特征性的毛囊角质栓。可行皮肤病理活组织检查证实。

（3）药物性红皮病　多无其他皮肤病史，服药后2~6周出现，从麻疹样或猩红热样皮疹发展而来，面部肿胀。

（4）特发性红皮病　多发生在老年患者，病程进展缓慢，瘙痒严重。掌跖角化明显，常伴有淋巴结肿大。

其他还可引发红皮病的疾病有T细胞淋巴瘤、泛发的接触性皮炎、疱类皮肤病、先天性鱼鳞病等。这些疾病多伴有特征性的皮疹，必要时可以通过皮肤病理活组织检查加以明确。

（韩凌　方栩）

治疗篇

◆ 治疗银屑病有特效药吗?

◆ 银屑病的治疗包括哪些方面?

◆ 银屑病治疗中祛除诱因可用哪些治疗和措施?

◆ 抗组胺的药物能缓解银屑病的瘙痒吗?

◆ 治疗银屑病的外用药有哪些?

◆ ……

治疗银屑病有特效药吗？

对银屑病患者而言，治疗银屑病最为理想的状态就是存在某些特效药物，能够彻底地根治疾病而没有任何的不良反应，然而，目前尚未有这样的特效药物能够治愈银屑病。皮疹可以在几个月甚至是几年中完全消失，在某些状态下又会复发，因此，对绝大多数患者而言，银屑病处于一种慢性的、终身存在的、复发和缓解交替出现的疾病状态。虽然极少数患者确实存在治疗后皮疹再未复发的情况。

尽管银屑病尚无特效药可根治，一个有效的治疗方法仍然可以在尽可能减少不良反应的前提条件下，使患者达到明显的缓解，减少复发。在医学发展的现阶段，银屑病患者应该积极就诊，选择一个适合自己的治疗方案，而不是一味地尝试许多吹嘘可根治银屑病的非正规疗法。轻度银屑病患者接受外用治疗一般即可得到较好的疗效，蒽林、他扎罗汀、钙泊三醇在治疗后患者病情可达到长期缓解；皮质类固醇起效很快，但缓解时间较短，持续治疗后药效降低，而使病情不易控制。

倘若仍无控制，光疗法是另一个很好的选择，煤焦油外用联合光疗治疗更容易达到较长时间的缓解。对中重度银屑病患者而言，多需要系统治疗，口服维A酸、环孢素或甲氨蝶呤。维A酸的疗效可持续3个月或更久的缓解，环孢素或甲氨蝶呤的缓解时间略短些，但这些药物长期口服均有一定的毒性及不良反应。近年来，新型生物制剂的研发，为银屑病患者带来了新的希望，肿瘤坏死因子 α 单抗、白介素17A和23单抗等均有快速高效的特性，生物制剂相对较为安全，但治疗范围仍有严格的指征，并且远期的毒性及不良反应仍在继续观察之中。

由此可见，没有治愈银屑病的特效药。对每个患者而言，选择制定适合于个体情况的治疗方案就是此人此时治疗银屑病的特效药。

（韩凌　方栩）

银屑病的治疗包括哪些方面？

银屑病的治疗主要包括外用药治疗、系统治疗和物理治疗三大类。

（1）外用药治疗　目前临床上应用较多的外用药物包括糖皮质激素软膏、维A酸（0.025%~0.1%维A酸酯和0.05%~0.1%他扎罗汀凝胶或乳剂）、维生素D_3衍生物（卡泊三醇软膏和他卡西纯软膏）、钙调磷酸酶抑制剂（他克莫司、吡美莫司乳膏）。其他一些传统的制剂有2%~10%的煤焦油、蒽林软膏、硫黄水杨酸软膏和10%~15%的喜树碱，这些药物临床上虽然目前较少使用，但和糖皮质激素等药物联合使用，既可增强疗效，亦相对减少了药物各自的使用剂量，从而避免不良反应产生。

（2）系统治疗　主要包括糖皮质激素、甲氨蝶呤和环孢素类免疫抑制剂、维A酸类药物、靶向性生物制剂和雷公藤类中药五类。寻常型银屑病不得使用糖皮质激素，而对于非寻常型的红皮病型，或脓疱型，或关节病型银屑病，在其他治疗无效时，可选用糖皮质激素，但不应作为常规治疗，同时需尽早逐渐减量。药物长期使用均有一定的毒性及不良反应，应在专业医生的指导下使用。其他药物还有中草药、普鲁卡因静脉封闭、沙利度胺等。

（3）物理治疗　主要是光疗法，包括窄谱中波紫外线照射、光化学治疗、煤焦油光疗。激光疗法，有脉冲染料激光、308nm准分子激光等。中药熏蒸或浴疗常和口服中药治疗或其他各种治疗联合应用。腹膜透析、血液灌流联合血液透析治疗严重的或合并肾损害的银屑病，虽然有报道，但鉴于这一疗法严重的不良反应和并发症，故只能是不得而为的治疗，尚不能成为银屑病的常规疗法。

（韩凌　方栩）

银屑病治疗中祛除诱因可用哪些治疗和措施？

银屑病是一种在一定遗传背景基础上，经诱发因素刺激机体引发细胞免疫功能紊乱所导致的疾病。由于发病机制复杂，存在多种诱因，且不同病例存在不同的激发或诱发因素，因此，在银屑病的治疗中有必要明确较为具体的发病诱因并采取相应的措施，祛除诱因，对于阻止病情加重、提高治疗银屑病的疗效非常重要。

链球菌感染是促发、加重银屑病最为常见的原因，在儿童患者中更为多见。在银屑病发病前有上呼吸道感染、鼻窦炎、中耳炎和发热者，应加用红霉素类或青霉素类抗生素控制感染。对于扁桃体肿大化脓，感染反复存在的患儿，必要时可在五官科医生的诊治下切除扁桃体。除了链球菌外，其他细菌，如葡萄球菌、真菌及病毒感染均可触发银屑病的发病和加重。针对可能的诱因选用抗真菌药物、抗病毒药物；对反复感染、体质虚弱者，可选用提高免疫功能的药物，如胸腺素、转移因子等；也可辨证施以中药或中成药，整体调理，增强自身的抗感染能力。

精神因素是银屑病发病、加重的另一原因，多见于成人。患者并无真正的精神疾病，常常是由于紧张、工作压力过大、应激事件使银屑病加重。对于这类患者，需进行积极的心理疏导，家人的关爱尤为重要。可采取生物反馈疗法，进行放松训练，使患者松弛紧张的状态；尤其对于因紧张造成失眠的患者，有必要使用抗焦虑药物或静脉封闭治疗。

育龄期女性在妊娠和月经期间均可能出现银屑病皮损加重的情况，在妊娠期间或经期前后应重视对皮肤的安抚护理，注意正常作息，保障睡眠，避免劳累兴奋，合理饮食，有助于防止因内分泌因素导致的病情加重。

其他常见的诱因还包括外伤、手术、饮食因素等。因此，对银屑病患者而言，因尽量避免擦伤、跌伤；吸烟可加重血液黏稠度，红肉（牛羊肉）富含花生四烯酸，银屑病患者本身有微循环障碍、血脂代谢异常存在，且皮疹中花生四烯酸增多，故对银屑病患者而言，应尽量减少吸烟，甚至戒烟，少食红肉，以避免加重或诱发银屑病。

（韩凌　方栩）

抗组胺的药物能缓解银屑病的瘙痒吗？

"银屑病（psoriasis）"这一疾病名称，来源于希腊词"psora"，为瘙痒、脱屑性疾病之意，从疾病的命名角度即揭示了瘙痒是银屑病中最为影响患者生活质量的症状之一。2004年美国的一项调查显示，在银屑病住院患者中，首要的主诉即为瘙痒，全身每一处皮损，甚至生殖器、掌跖部，均有影响。瘙痒干扰了患者的睡眠，无法专注于工作，反复的搔抓皮肤更导致"瘙痒-搔抓循环"，加重了皮肤炎症，而患者的痒感更为严重。

由此可见，银屑病的治疗中控制患者这一极为不适的症状尤为重要，多种方法可用于缓解银屑病患者的瘙痒，其中抗组胺药可作为首选。这类药物多根据是否能引起明显的嗜睡分为两代，二代药物很少通过血-脑屏障，故较少引发嗜睡的中枢镇静。银屑病患者严重的瘙痒应选用一代抗组胺药物，该药主要作用于引起瘙痒的神经通路，有较强的镇静作用，酮替酚、羟嗪和多虑平多在睡前使用，在止痒的同时，有助于患者入睡。

抗组胺药物作为一类症状治疗药物，能很好地缓解银屑病患者的瘙痒症状，但仍需注意的是，长期使用可能会对心脏、肝脏产生一定的毒性及不良反应，因此，尽管该药购买方便，药店柜台均有销售，患者还是应该在专业皮肤科医生指导下服用。

（韩凌）

治疗银屑病的外用药有哪些？

外用药物是治疗银屑病的主要方法。常用的剂型有软膏、乳剂、酒精溶液、油制剂等，各种剂型都有不同皮损的适应证，如酒精制剂适用于较厚的小范围的皮损。外用药物的浓度不同作用就大相径庭，下面介绍常用的一些药物。

（1）润肤剂　凡士林、甘油、矿物油、尿素等，能防止干燥和增加皮肤的水合作用，能促进药物的穿透吸收。

（2）角质促成剂　2%~5%煤焦油或糠馏油、5%~10%黑豆馏油、3%水杨酸、3%~5%硫黄、5%鱼石脂等，有促进正常角化、减少炎性渗出、消炎止痒的作用。

（3）角质松解剂　5%~10%水杨酸、10%雷锁辛、10%硫黄、20%尿素、5%~10%乳酸、10%~30%鱼石脂等，有促进角质剥脱皮损变薄的作用。

（4）糖皮质激素　地塞米松、丁酸氢化可的松、糠酸莫米松、戊酸倍他米松、丙酸氯倍他索、氯氟舒松、卤美他松等，按其作用和浓度可分低、中、强、特强效四类；具有抗表皮增生、免疫抑制、抗炎止痒的作用，见效快，但长期应用会产生依赖性和不良反应。

（5）维A酸类　全反式维A酸、13－顺维A酸、他扎罗汀等，是一组与天然维生素A结构类似的化合物，具有抑制表皮细胞过度增生、促进正常角化、影响免疫炎症反应过程等作用，能增加角质剥脱使皮损变薄。

（6）维生素D_3衍生物　卡泊三醇、他卡西醇、骨化三醇，有促进表皮细胞分化、抑制增生的作用，对淋巴细胞活化的免疫反应有抑制作用。

（7）地蒽酚　别名蒽林、去甲基苔桠素等，0.1%~0.5%蒽林软膏、乳膏、糊剂及复方制剂，具有较强的角质促成作用，抑制表皮细胞的增生。

（8）钙调磷酸酶抑制剂　0.03%和0.1%他克莫司软膏、1%吡美莫司乳膏，用于面部和皱褶部位的银屑病。其有激素样的抗炎和免疫抑制作用，但没有激素皮肤萎缩等不良反应。

（9）其他　0.01%~0.025%辣椒辣素软膏有减少皮肤中神经肽作用，0.05%盐酸氮芥水溶液或酒精溶液、10%~15%喜树碱、10%羟基脲霜等，具有细胞毒作用和免疫抑制作用，或抑制表皮细胞分裂增生的作用。

外用药的使用应在医生指导下选用并及时调整，急性期银屑病宜用温和的润肤剂、消炎的角质促成剂等；稳定期可用作用较强的角质剥脱剂、细胞毒性药物等，但应从低浓度开始。

（夏萍　方栩）

激素就是糖皮质激素吗？

激素包括糖皮质激素。按化学结构分类，激素大体分为四类：第一类为类固醇，如肾上腺皮质激素、性激素；第二类为氨基酸衍生物，有甲状腺素、肾上腺髓质激素、松果体激素等；第三类激素的结构为肽与蛋白质，如下丘脑激素、垂体激素、甲状旁腺素、降钙素等；第四类为脂肪酸衍生物，如前列腺素。激素是由机体分化的内分泌细胞合成并直接分泌入血的化学信息物质，它通过调节各种组织细胞的代谢活动来影响人体的生理活动，它对机体的代谢、生长、发育和繁殖等起着重要的调节作用。同时激素之间存在着特异性的正负反馈而相互影响，倘若平衡失调就会发生疾病。

肾上腺皮质激素又称甾体激素，包括糖皮质激素、盐皮质激素和性激素，称其为"糖皮质激素"是因为其调节糖类代谢的活性最早为人们所认识，并且是肾上腺皮质分泌的主要激素。该激素分泌受脑垂体调节，有多方面的作用。①糖代谢：促进糖原异生和糖原合成，抑制糖的有氧氧化和无氧酵解，使血糖来路增加，去路减少，升高血糖。②蛋白质代谢：促进蛋白分解，抑制其合成，形成负氮平衡，使多种组织（淋巴、肌肉、皮肤、骨、结缔组织等）中蛋白质分解，并使滞留在肝中的氨基酸转化为糖和糖原而减少蛋白质合成。③促进脂肪分解：高浓度时使脂肪分解并重新分布于面、颈和躯干部，形成"水牛背"。④水盐代谢：有弱的盐皮质激素样作用，保钠排钾。⑤其他作用：刺激骨髓造血功能、提高中枢神经系统兴奋性、抑制结缔组织增生等。

（夏萍　方栩）

为什么外用糖皮质激素可以治疗银屑病？

糖皮质激素的分泌适应机体的生理需要而波动，在正常生理分泌状态时，对机体的糖、脂肪和蛋白质三大代谢都具有调节作用。机体受到不良刺激时，糖皮质激素的分泌量能应激性地急剧增多，提高机体对各种不良刺激的抵抗力而不产生严重后果。这种超生理剂量的激素具有抗过敏、抗炎、抗毒和抗休克的免疫抑制作用，人工合成的糖皮质激素就是以此效应来治疗疾病。外用糖皮质激素能透过皮肤，进入细胞内直接作用，使皮肤血管收缩，血管的通透性减少，使水肿减轻、细胞渗出减少；通过抑制免疫细胞的功能，稳定溶酶体膜，使吞噬细胞的游走和吞噬处理抗原的反应受阻，炎症细胞的炎症介质产生和释放减少，免疫细胞的增殖与分化活性降低，从而缓解皮肤损害中一系列由免疫活性细胞和细胞因子介导的免疫反应和炎症症状。激素还能抑制皮肤生发层细胞的有丝分裂。

银屑病是一种非感染性的炎症，表现为增厚的红斑、多层的银白色鳞屑、伴不同程度的瘙痒。病理上有毛细血管扩张、组织水肿、炎症细胞浸润和角化不全的炎症反应，有表皮细胞角化过度的增生。外用糖皮质激素能抑制银屑病皮疹的炎症和细胞增生，使斑块变薄、红色消退、鳞屑减少，瘙痒症状随之消失。

（夏萍　方栩）

外用的糖皮质激素有哪些，它们有什么不同？

外用的糖皮质激素品种繁多，层出不穷。通常，按外用糖皮质激素影响血管收缩的能力来评判其抗炎的强弱，可分为4类。①弱效糖皮质激素：地塞米松、醋酸氢化可的松。②中效糖皮质激素：丁酸氢化可的松（尤卓尔、来可得）、去炎松（曲安奈德、康纳乐）。③强效糖皮质激素：双丙酸倍他米松（得宝松组成之一）、氟轻松（仙乃乐）、糠酸莫米松（艾洛松）、氯氟舒松（哈西奈德、肤乐、乐肤）、戊酸倍他米松。④超强效糖皮质激素：丙酸倍他米松、丙酸氯倍他索（特美肤、恩肤霜）、双醋地塞米松、卤米松（适确得、澳能）。

糖皮质激素的作用强弱不同主要受其化学结构的影响，人类在糖皮质激素由21碳组成的基本分子结构上，不断发现新的修饰来提高抗炎作用减少毒性及不良反应，增强药物与细胞内受体的结合能力。如：在氢化可的松的9α位上加氟原子，成为氟氢可的松，其抗炎活性比氢化可的松大13倍；在氟轻松C-21位上再加1个醋酸根即为氟轻松醋酸酯，其缩血管能力的临床疗效比氟轻松高5倍，比氢化可的松高200倍。

除了激素本身的抗炎强弱不同外，它们还有以下一些不同点，影响药物的作用，决定用药的适应证。

（1）使用浓度不同　同样药物浓度不同，抗炎效应自然也不同，如氟轻松浓度0.01%时为中效激素，而0.025%时则为强效激素。

（2）制剂剂型不同　外用糖皮质激素有多种剂型，可根据不同的皮损、部位选用合适的剂型。常用的剂型有霜剂、软膏、洗剂、凝胶、硬膏、酊剂及注射液等。

（3）不良反应不同　含氟的皮质激素易引起皮肤萎缩、毛细血管扩张、多毛、痤疮样皮炎或酒渣鼻样皮疹、色素增加或减退、继发真菌和细菌感染等不良反应。

（4）适应证不同　儿童皮肤娇嫩需用弱效糖皮质激素，成年人可使用强效糖皮质激素；皮肤薄的部位应选用偏弱效的，而皮肤厚的部位可用偏强效的；病程短而皮损轻的宜用弱效或中效的糖皮质激素，病程长、皮损重的则用强效或超强效的。

另外，为了减少不良反应的发生，各种糖皮质激素药物宜及时递减、酌情更换品种，不要在一个部位上久用同一种皮质激素。

（夏萍　方栩）

外用糖皮质激素有哪些不良反应？

药物可以治疗疾病，同时也可产生一定的不良反应。外用糖皮质激素可以治疗银屑病，但长期外用糖皮质激素也可以产生多种不良反应。一般来说，氟化衍生物如氟轻松、倍他米松、去炎松等易吸收，作用强，易出现不良反应。以下为皮肤常见的不良反应。

（1）皮肤萎缩　皮肤由表皮、真皮和皮下组织组成，各层均有一定厚度。糖皮质激素有抗合成代谢的作用，外用过久可抑制表皮细胞和真皮成纤维细胞增生的活性，使皮肤的表皮和真皮萎缩变薄，血管显露而脆性增加，轻微的机械性损伤即可使皮肤出现瘀斑或破损。一般停用后萎缩可以逐渐消失，但炎症严重者也可发生不可逆的萎缩。局部注射激素可引起皮下组织的萎缩凹陷。

（2）萎缩纹　皮肤萎缩出现时，在近关节等处因活动皮肤经常受到牵拉，而发生局部的萎缩纹，表现为波浪形条纹状的萎缩，初期发红轻度隆起，以后渐发白变平。

（3）烧灼、瘙痒感　外用糖皮质激素的部位有烧灼、刺痛和瘙痒的感觉，可能与皮肤萎缩变薄对外界刺激敏感增加有关。但应排除接触性皮炎。

（4）毛细血管扩张　是常见的一种不良反应，常常与皮肤萎缩相伴。

（5）多毛症　局部外用糖皮质激素过久，或用强效皮质激素，在外用药的局部，可出现皮肤毳毛增多、变长、变粗。

（6）色素改变　色素减退或色素沉着。

（7）痤疮样或酒渣鼻样皮疹　强效激素或激素久用于头面部可引起面部丘疹、脓疱、黑头粉刺、毛细血管扩张等皮疹，并可出现对激素的依赖性。

（8）细菌、真菌等继发感染　长期应用激素可促发皮肤的各种感染，如毛囊炎、癣、念珠菌病等。

（9）银屑病皮疹加重　长期应用激素使皮损产生依赖性，停药后皮损反跳、加重、增多，甚至转变成脓疱型皮损。

此外，长期大量外用糖皮质激素还会由于药物的吸收而导致系统性的不良反应，引起对肾上腺轴的抑制，产生类库欣综合征等。

（夏萍　方栩）

如何正确选用糖皮质激素治疗局部银屑病？

银屑病的外用药有多种，而外用皮质激素见效快、使用方便、相对安全，患者易于接受，是治疗银屑病经常使用的方法。由于糖皮质激素的分子结构多种多样，它们的抗炎作用有强、中、弱之分。糖皮质激素加到外用药的基质中，制成外用糖皮质激素。和糖皮质激素相配的基质也有多种，如冷霜、软膏、涂剂、硬膏、涂膜等，需要我们正确选择。银屑病患者发病年龄、皮损轻重、发病部位不相同，应根据患者皮损范围、面积大小、发病部位、炎症程度及季节特点等多方面的因素，选用合适的外用皮质激素。

一般皮损使用中效激素；位于四肢伸侧、骶部的固定难治的皮损，除炎热夏季外可选用肤疾宁（去炎松）贴膏，或可用强效激素加封包治疗；面部及皱襞等皮肤较薄的部位应使用弱效和中效制剂。头皮毛发部位可外用含有抗真菌药物的派瑞松（含去炎松和益康唑），或复方酮康唑软膏、复方咪康唑软膏（含丙酸氯倍他索）；皮损比较干燥、鳞屑比较厚者应在沐浴后外涂软膏制剂，如氟轻松，或曲安奈德软膏，或肤乐（氯氟舒松）乳膏，以上软膏每日2次，艾洛松霜则每日仅需外用1次。外用糖皮质激素可以透过皮肤吸收，凡皮损面积广泛，皮损较红，血管扩张明显者，如红皮病型银屑病，宜选用弱效或中效的糖皮质激素外用药0.01%~0.025%的氟轻松乳膏，或地塞米松霜、去炎松霜（曲安奈德、康纳乐），或醋酸氢化可的松、丁酸氢化可的松（尤卓尔、来可得）等，或将激素软膏与单纯的软膏混合外用。儿童面部皮肤宜选用弱效糖皮质激素，如地塞米松霜，或氢化可的松乳剂，或将激素与单纯的乳剂混合后外用。

为避免糖皮质激素的毒性及不良反应，一般的选择原则是：首先选择足够强度的外用糖皮质激素，使用1~2周待皮损控制后，换为强度较低的糖皮质激素。目前临床医生在外用药物使用中，多采用激素联合非激素类药物的治疗方法。

（夏萍　方栩）

如何防止外用激素引起的皮肤萎缩纹？

外用糖皮质激素引起的皮肤萎缩纹，表现与孕妇的妊娠纹、青少年的膨胀纹一样，是一种真皮弹力纤维断裂或减少而引起的萎缩。青少年生长发育期，可能由于骨骺端部位的代谢生长活跃，屈侧皮肤较薄，易在腋下、腹股沟等部位发生萎缩纹，而银屑病除此外，还可能在皮肤潮湿、不通风处于自然封闭的状态时，药物持久停留，进而透入皮肤较多，发生萎缩纹。倘若其他部位大量使用激素，也会出现萎缩纹。糖皮质激素强大的抗炎作用伴随着皮肤萎缩的不良反应，至今还无法将这两者分离开来。皮肤的萎缩由于糖皮质激素抑制皮肤结缔组织胶原纤维的合成所致，因此为避免萎缩纹发生，需谨慎应用强效糖皮质激素，在皮肤薄、不通风的部位少量、短期使用激素，避免使用强效激素。

　　银屑病是慢性皮肤病，需经常用药，如间歇性使用糖皮质激素，就有可能使受抑制的结缔组织得以及时恢复，避免萎缩纹产生。可采取局部联合应用维A酸及维生素D_3衍生物类制剂治疗，这样不仅可以预防糖皮质激素引起的皮肤萎缩纹，而且有治疗银屑病的协同作用，值得推荐。此外，药学研究者也在致力于发展治疗指数高的软性激素和脂质体被包激素的研究，以期减少其引起皮肤萎缩等不良反应。

（夏萍　方栩）

为什么有些"癣药"能用于银屑病的治疗？

　　有些银屑病患者前来就诊时，医生往往在给予激素软膏的同时给予抗真菌外用药，如酮康唑、二硫化硒等，或者用复方酮康唑软膏或复方咪康唑治疗。众所周知，酮康唑、二硫化硒和咪康唑是治疗皮肤真菌癣病的良药。而银屑病不是癣，怎么可用治癣之药来治疗银屑病呢？然而，事实证明：大多数应用了上述外用药的患者，皮损症状均能获得明显的好转。其实，在这些复方制剂中，除了癣药外还含有其他药物，主要是糖皮质激素。拿复方酮康唑软膏来说，其中主要含有强效激素——0.05%丙酸氯倍他索，它具有很好的抗炎、抗过敏、使肥厚变硬的皮损改善和抑制异常增生的功能。因此，起主要治疗银屑病作用的不是酮康唑和咪康唑，而是糖皮质激素。那么为什么要用复方制剂呢？主要是由于糖皮质激素抗炎作用的同时有诱发真菌感染的不良反应，特别是头皮的银屑病，激素应用使头皮的糠秕孢子菌毛囊炎增多，那些同时患有手、足癣的银屑病患者，更容易通过自身感染而得癣病。近年来的研究还发现皮肤癣病中的真菌会诱发或加重银屑病，形成恶性循环。而应用复方制剂可以同时预防和治疗这些伴发病，阻断真菌、癣病加重银屑病和用药诱发真菌感染相互影响的恶性循环。另外，有些复方制剂中还加入新霉素、樟脑、硫黄等药物，使这些外用药与糖皮质激素发挥协同治疗作用，更具有止痒抑菌功能。

（夏萍　方栩）

用了激素能马上停药吗？

临床发现，凡是激素都有程度不同的依赖作用。用糖皮质激素若已超过1周，就不可以马上停药。因为此时人体已对激素产生了依赖性，骤然停药会出现反跳现象，原来的症状迅速再现或加重；若长期应用激素者，会出现糖皮质激素危象，血压下降，不省人事。就像用惯了拐杖的人，一下子失去拐杖，必然站不稳，走不动。正确的做法是逐渐减少药物用量，像下楼梯一样，减量一次维持时间按治疗用药时间而定，无病情反复才可再下一格楼梯，如此逐渐递减至停药。此外，每次减量不可超过基量的1/6~1/4，具体也要根据用药的疗程而定，短期疗程的3~5天减量1次，每次按1/4左右递减，并逐渐延长减量间隔时间。

外用激素也是如此，不可马上停药。临床上经常有些患者一开始不知道激素外用的不良反应和依赖性的特点，一个劲地涂搽，而一旦了解到激素的弊端，就惊慌失措，立刻停药，自然就会出现反跳现象。停用外用激素也应采取逐渐减量的方法，可以是减少激素外用的次数，也可以是降低药物的浓度，同时常需要加用非激素类的外用药或其他治疗。为减少激素的不良反应和避免皮疹的反跳，临床研究间歇疗法，强效激素（如丙酸氯倍他索）每日2次，2~3周，皮疹消退85%以上时，改为每周周末连续用药

3次，每次间隔12小时。受体选择性的维A酸和骨化三醇的应用为减少外用激素创造了条件，两者联合应用使疗效增加，不良反应减少。

（夏萍　方栩）

维生素能治疗银屑病吗？

有些维生素可有效地改善银屑病，有些维生素正确、合理地使用有助于增强疗效，减少其他合用药物的毒性及不良反应。

维生素A为正常皮肤角化所必需，据报道银屑病患者的维生素A水平可能降低。这类药物能通过降低皮肤角质形成细胞的过度生长速度和促进正常角质化以帮助恢复皮肤的正常代谢，但长期使用可能产生毒性及不良反应。维生素A治疗银屑病有效，需要很大的剂量，故不可避免地产生肝脏和神经系统的毒性。由此衍生的维A酸，使中毒性能降低而治疗效果大为增加。现今，维生素A的衍生物阿维A和异维A酸已广泛地用于治疗银屑病。

人们在用维生素D治疗骨质疏松时无意发现能使银屑病患者皮损消退，但此药长期使用可使血钙升高，故针对该缺陷而合成的维生素D衍生物卡泊三醇（达力士）外用于皮疹处，吸收少，几乎没有血钙升高的不良反应，通过影响免疫反应、皮肤的增殖和分化，有效地治疗银屑病，减少红斑、鳞屑和皮肤斑块的厚度。

鱼油中富含大量多元不饱和脂肪酸尤其是二十二碳六烯酸和二十碳五烯酸，其前体α-亚麻酸等均属必需脂肪酸。血液和脂肪组织研究发现，倘若有抗炎作用的α-亚麻酸水平降低，亦可导致有炎症作用的花生四烯酸增加，病情严重的银屑病患者中这一改变较轻度患者更为明显。必需脂肪酸摄入可起到抗炎及缓和易激惹的皮肤的功效，因此摄入含有α-亚麻酸的脂肪酸对中度银屑病的治疗有辅助性作用。曾有用鱼油治疗银屑病有效的报道，支持了这一推测。

此外，还有许多人们熟知的维生素均可改善患者的健康状态，有助于银屑病的缓解维持，如维生素C、维生素E，具有抗氧化、改善微循环的作用，维生素K除了促进肝脏合成凝血因子作用外，还有调节神经功能紊乱的作用。

（韩凌　方栩）

外用维A酸治疗银屑病如何应用疗效更好些？

他扎罗汀是第一个外用维A酸中可有效治疗轻中度银屑病的药物，有乳膏和凝胶（0.05%、0.1%）两种类型，该药物与其他外用治疗相比，每天仅需外用一次，且凝胶更符合美容的需要。通常，患者仅需晚上在皮疹表面涂抹少量药物，头皮、指甲均可使用。因该药具有暂时性的刺激症状，故一般不能用于眼周和生殖器周围。凝胶每次使用时不能超过体表面积的20%，而乳膏不超过35%（并指的手掌约占体表面积的1%）。

维A酸药物外用多与其他治疗方法联合使用，以降低药物的使用剂量。最先使用时，应选择0.05%外用维A酸或与等量凡士林混合，然后逐渐增加他扎罗汀的剂量使局部皮肤逐渐适应，降低敏感度。应当注意的是，使用该药后虽然有时皮肤发红，但实际上皮疹在改善、变薄。

他扎罗汀起效慢于高效的外用糖皮质激素，通常使用3个月后可达70%的缓解，故临床上多联合使用（糖皮质激素+他扎罗汀），增加治疗效果，降低他扎罗汀诱发的局部刺激，同时延长缓解时间、降低糖皮质激素的不良反应。某些情况下，结合UVB光疗以达到更好的疗效，并减少各自药物的用量，亦无明显的光毒性发生。

外用维A酸的不良反应多为烧灼、瘙痒，通常在20%~40%的患者中出现，故在使用前需告知患者；因其可能的致畸作用，孕妇及育龄期妇女应避免使用；使用药物的部位应避免日晒，或使用防晒剂。

（韩凌　方栩）

达力士和萌尔夫为何可以治疗银屑病？

达力士就是我们临床上用的卡泊三醇（曾用名钙泊三醇），萌尔夫就是他卡西醇，这两者都属于维生素D_3类似物，为什么可以治疗银屑病呢？有患者可能有疑问，维生素D不是主要与体内钙、磷代谢平衡及骨的矿化作用有关吗？如果外用会导致体内高血钙吗？它治疗银屑病的机制又是什么呢？

维生素D新的生理功能是这样被发现的：最初，日本的医生使用维生素D_3类似物骨化三醇治疗一位老年骨质疏松患者，2个月后意外地发现原有银屑病的皮损好转。经研究发现主要是因为活性维生素D_3可与体内维生素D_3受体结合，并可以控制皮肤角质形成细胞的增生，诱导其分化和抑制T细胞活化，而银屑病的特点就是表皮角质形成细胞过度增生和皮损内T细胞的过度活化。因此，维生素D类药物可用于治疗银屑病。但使用口服骨化三醇因可引起高血钙，而限制了它的应用。目前市面上用的达力士和萌尔夫是一种全新的维生素D_3类似物，它与维生素D_3受体的亲和力与骨化三醇相似，直接涂于皮肤作用角质形成细胞，但皮肤吸收很少，故对血钙影响极低，同时保留了维生素D_3调节细胞分化和抑制细胞增殖的作用。临床应用发现它们的疗效好，能与糖皮质激素媲美，但无激素的不良反应。因此很快受到医生和病家的青睐，成为一种较理想的治疗银屑病的药物。

（颜克香　方栩）

怎样应用达力士疗效更好、刺激性更小？

患者可能会向医生诉苦，达力士用起来并没有强效激素的效果好，而且还会出现皮肤烧灼、瘙痒、红斑、脱屑、干燥等不适。但从达力士治疗银屑病的机制及临床观察到的效果来看，达力士外用可达到与中等强度糖皮质激素外用相同或稍好的结果，起效可能比糖皮质激素慢一点，但缓解期更长。因此我们如果合理地使用达力士可以使疗效更好，刺激性更小。此药适合于静止期的皮损，开始使用时可以配合强效激素一起外用，各每天1次，这样可以更快地清除鳞屑，改善皮损，而且减轻达力士的刺激性；当皮疹变平，颜色还红的时候可以逐步减少激素的用量，改用达力士外用5天后再用2天强效激素，各每天2次；当皮疹颜色进一步变淡的时候撤掉激素，仅单独使用达力士，每天2次，以后可以根据皮损的情况酌情逐渐减少用药次数。这样用药不仅起效快，而且将达力士的刺激作用和糖皮质激素的不良反应减轻到最低程度，还能维持更长的缓解期，减少复发次数。

卡泊三醇与激素的序贯疗法

顺序	第一阶段（通常2周）	第二阶段（通常2周）	第三阶段（通常2周）
皮损特征	鳞屑较多，丘疹较厚	丘疹变平，皮损红色	皮损淡红色
治疗方法	达力士软膏每天1次 强效激素每天1次	达力士软膏周一至周五每天2次；强效激素周六、日每天2次	达力士软膏每天2次；酌情逐渐减少次数
治疗特点	改善皮损，清除鳞屑	替代激素的过渡	达到最佳疗效，之后维持治疗，减少复发

鉴于这样的配合用药优点，达力士生产厂家又研制了钙泊三醇和倍他米松组成的复方制剂。复方制剂具有疗效协同作用互补的药理特点，显著优于单一活性成分，可快速控制皮损症状，且每天涂抹1次，使用便捷，患者依从性得到了极大的提升。

（颜克香　方栩）

卡泊三醇类药物治疗头皮银屑病的方法和注意事项有哪些？

卡泊三醇和倍他米松的复方搽剂赛美尔已在临床正式使用，主要包括卡泊三醇50μg/g及倍他米松0.5mg/g。该药具有特殊的去头屑作用，使用前无需软化皮损表面厚厚的鳞屑。赛美尔采用了特别适合头皮银屑病治疗的独特凝胶剂型。凝胶剂型的独特性在于摇动后变得稀薄，流动性加强，因此在使用前需要摇一下药瓶，方便药物挤出，在静置状态下凝胶较稠，凝胶在涂抹后保留在皮损部位，不用担心像溶液剂型那样渗漏至面部。赛美尔每日仅使用1次，非常方便，推荐每晚睡前使用。为达到最佳治疗效果，说明书建议使用赛美尔后不要立即洗头，使其在头皮上保留一夜，且临床研究中并未发现赛美尔在头皮上保留更长时间所导致的安全性问题。卡泊三醇（达力士）搽剂是近年来治疗头部银屑病非激素药物的首选，虽然起效较慢，但其不仅作用于皮肤的角质形成细胞，同时对树突细胞、IL-17炎性细胞均有抑制作用，故可达到持久的疗效，因其用药初期易出现局部刺激症状，有暂时的面部刺激不良反应。一滴达力士搽剂可覆盖的治疗面积为一枚邮票大小，使用时仅需少量外用，局部皮损处按摩即可。

因达力士搽剂起效时间较慢，临床上目前多用复方制剂赛美尔快速控制症状，皮损好转后，继而过渡为复方制剂和达力士搽剂隔天使用，再逐渐减量为赛美尔每周使用2次，达力士每天使用，待皮损完全消退后，达力士搽剂或赛美尔按需使用，或达力士搽剂每周规律使用2次，尽可能减少激素的使用剂量，同时减少银屑病的复发。

（韩凌）

维生素D$_3$衍生物和糖皮质激素的复方制剂为何可以更好地治疗银屑病？

达力士治疗银屑病的疗效已得到了临床和实验室的肯定，是目前一线的外用药，但其使用中存在起效慢、对皮肤刺激较大的缺点，鉴于此，达力士生产厂家研制了卡泊三醇和倍他米松的复方制剂，包括软膏（得肤宝）和凝胶（赛美尔）两种剂型。由于卡泊三醇和激素对pH的稳定性存在差异，若两者按照现有的剂型简单地混合，将导致药物活性成分降解，致使药效下降。该复方制剂采用了特别的制作工艺，保证了两者各自的稳定性和有效性。

卡泊三醇和倍他米松协同作用于银屑病的皮损，达到疗效"相加"的效果。糖皮质激素倍他米松可快速抗炎消肿，抑制细胞的增生，而卡泊三醇促进皮肤角质形成细胞的正常角化，促进皮肤的细胞、胶原、脂肪、基质的正常化，并具有免疫调节作用。长期外用激素可导致皮肤萎缩、毛细血管扩张等不良反应，同时很可能产生激素依赖，使皮损反跳加重无法控制，或转变成脓疱型银屑病，危及生命；激素与卡泊三醇联用时可降低激素的剂量，卡泊三醇还可扭转激素造成的皮肤萎缩，减轻相关的不良反应；而激素的免疫抑制作用可降低卡泊三醇引起的局部不适感，弥补卡泊三醇起效慢的不足。两种成分联用可相互减轻彼此的不良反应，达到不良反应"相减"的效果。因此复方制剂能达到迅速起效、疗效显著和安全耐受的临床要求。

软膏制剂（得肤宝）适用于肥厚性斑块型银屑病，凝胶制剂（赛美尔）适用于鳞屑结痂的头皮银屑病，每天1次，起效迅速，1周左右即可见到明显疗效，比单用其中任一有效成分起效都快，对患者来说更为安全方便，耐受性高，既可减少达力士引起的皮肤瘙痒、烧灼感，平稳过渡到单独使用达力士阶段，又提高了患者的依从性，保证药物的按时使用。为了达到长期使用安全减少复发的目标，仍是要采用序贯疗法，即起始治疗采用含有激素的复合制剂，然后过渡阶段加用维持治疗的无激素药，并逐步最大限度减少含有激素的复合制剂药物应用。目前这两种剂型均已在我国上市，治疗顽固性斑块及头皮银屑病的疗效显著提高，从而改善了患者的生活质量。

（韩凌　方栩）

焦油类药物外用治疗银屑病有何特点？

焦油属于皮肤科外用药中的角质促成剂，有消炎止痒、杀菌、减少渗出、促进正常角化的作用，治疗银屑病效果明显，能使皮损变薄、变浅，鳞屑减少。但作用机制尚未完全清楚。

焦油（乳膏制剂）可直接用于银屑病皮损部位，也可加入洗澡水中或作为焦油洗头剂用于头皮，且焦油的浓度越高其药效也越强。单药治疗（单独使用，不与其他银屑病疗法联合使用）最适用于膝、肘、头皮和局限于胫部的银屑病，多夜间使用，以避免日间使用后产生的气味，涂药后暴露于空气中10~15分钟，防止衣物被染色，晨起沐浴祛除残余。

当单独使用焦油不能有效清除皮损时，与紫外线B（UVB）联合使用的治疗又称Goeckerman疗法。焦油使皮肤对光线更加敏感，从而增强了UVB的疗效。已经证明该联合疗法能有效地清除银屑病，而且一般很安全。如果浓度和光照时间不合适会有严重灼伤的危险，焦油和紫外线（自然日光或UVB治疗）应在医务人员的建议和指导下联合使用。

虽然焦油治疗可有效地治疗银屑病，但使用不便、易致衣物染色和令人不适的气味等限制了其在临床的使用。焦油外用的不良反应包括：刺激，过敏和光毒性反应，毛囊炎；较为严重的不良反应是引起哮喘患者的支气管收缩。焦油的光敏感特征在其产生治疗效应中有着双刃剑的作用，一方面日光本身对治疗银屑病有好处，同时增强了焦油联合UVB治疗的疗效；另一方面，焦油使用后皮肤暴露日光，易于产生严重的晒伤，所以建议经焦油治疗的皮肤要完全避免日光暴露，并不宜用于面部和皮肤的皱襞部位。

（韩凌　方栩）

如何正确使用蒽林制剂？

蒽林是柯桠素的一种合成代用品，柯桠素是在南美柯桠树树皮的柯桠粉中发现的，被用于治疗银屑病已有100多年的历史了，治疗斑块状银屑病的效果非常好。

经典的蒽林疗法多从低浓度开始（0.05%、0.1%），与凡士林或锌糊剂混合使用，每日1次，剂量每周递增，最后达到皮损缓解，最高剂量不超过5%。短期接触治疗是另一可供选择的治疗方案，溶于水溶性赋形剂的高浓度蒽林（1%）外用于皮疹（10~30分钟）后洗去，每周逐渐增加接触时间直至皮疹好转。

泛发的、严重的银屑病多需要住院治疗以使用蒽林，将蒽林粘胶、煤焦油浴疗和紫外线照射结合，因该药物能明显刺激或损伤被治疗皮损的周围正常皮肤，污染衣物、被褥和周围设备，因此，该治疗需要一个特殊的治疗环境并由医务人员监管。

轻微的、局限的银屑病可在家治疗。短期接触式蒽林治疗是为皮损局限的银屑病患者设计的，蒽林短期外用与其他治疗联合使用，包括窄波UVB（311nm）、PUVA或外用的类固醇，会提高治疗效果。

蒽林霜剂（软膏）仅用于银屑病皮损，不能用于正常的皮肤，使用时需戴上一次性塑料手套，耳褶和颈部可用凡士林涂抹以避免与蒽林的接触造成刺激，同时霜剂应适当涂敷，任何剩余的部分都应被擦拭掉，眼睛附近、面部或腹股沟区不能使用蒽林。蒽林会引起污染，被污染物为褐色，如发生污染时，需用水清洗而不是肥皂，且蒽林不会使皮肤产生光敏感（对紫外线反应增强），可同时进行正常的日光浴。

（韩凌　方栩）

细胞毒性药物的外用制剂有哪些？

细胞毒药物通过抑制上皮细胞有丝分裂使棘层细胞增殖减慢和角化不全消失的药理作用来治疗银屑病。常用的细胞毒性药物的外用制剂有：①0.05%氮芥乙醇；②0.1%博来霉素软膏；③2.5%氟尿嘧啶软膏；④10%~15%喜树碱酊剂或软膏；⑤1：（10000~40000）芥子气软膏。

此类药物必须谨慎使用。因为此类药物有效浓度和刺激浓度接近，易引起瘙痒疼痛，严重者甚至使皮肤发生溃疡，愈合后留有萎缩性瘢痕。大面积使用还可能因吸收而引起如同口服一样的全身不良反应。因此，临床上使用时首先要掌握好适应证，主要适用于寻常型银屑病的静止期皮损。其次，医生和患者要及时沟通关于外用药的反应情况，避免发生严重后果。曾有患者应用喜树碱软膏，不顾刺激反应，以为是正常反应，坚持要使用，结果引起多处溃疡，愈合后局部仍出现银屑病皮损；还有患者因此类药物使用的刺激，导致银屑病加重和转型，如转为红皮病或脓疱型银屑病。

（颜克香　方栩）

喜树碱外用治疗银屑病效果如何？

喜树碱是珙桐科植物喜树中提取的一种微量生物碱，能抑制上皮细胞有丝分裂，是抑制增生细胞内DNA合成、细胞周期的特异性抗肿瘤药，临床上多用喜树碱治疗各种癌症，目前已证实银屑病的表皮增生过快和角化不全是产生皮损的重要原因，故喜树碱外用制剂可通过延缓细胞增殖而达到有效治疗银屑病的目的。

临床上使用的喜树碱软膏浓度通常为0.03%，多用于寻常型银屑病的各期患者，静止期、进行期患者均可达到较好的治疗效果。外用于皮损后起效很快，大多在用药1周左右开始见效，皮损鳞屑明显减少，自觉症状减轻，4周内可达显著疗效。部分患者局部应用后有暂时性色素沉着，一般停药2~3周后色素沉着开始消退。涂药后不加包扎，避免用力摩擦，可预防药物导致的局部皮肤刺激。喜树碱外用治疗后极少出现肝肾功能受损及骨髓抑制情况，但因其外用后有色素沉着及炎症反应，应慎用于颜面。当皮损应用后出现刺激症状时，应停止用药，避免药物过度抑制细胞，引起皮肤的溃疡。

喜树碱外用联合其他治疗（类固醇激素软膏或复方制剂）可明显减轻喜树碱导致的局部刺激反应，同时两药不同环节的药理作用可更好地降低炎症、提高疗效。

（韩凌　方栩）

芥子气、氮芥类外用治疗银屑病效果如何？

芥子气和氮芥类外用药目前在市面上很少见得到，医院里面基本上没有。最早在临床使用的时候，效果非常好，起效快，能在短期内控制皮损，但后来发现，这类药物治疗银屑病时，虽然显效快，皮损在1周左右就能消退，但复发也快，而且多次使用后会使皮损变得顽固，缓解期缩短，皮疹加重，甚至可产生红皮病。大面积外涂时，因能被吸收而产生肾脏损害，长期应用有致突变、致畸的作用。因此，这类药物虽然短期应用效果较好，但目前临床上已很少应用，也不作为银屑病治疗的一线药物，仅用于局部增厚明显、其他药物治疗不佳的斑块，并和内服药物等联合治疗。

（颜克香　方栩）

他克莫司、吡美莫司治疗银屑病要注意什么？

他克莫司是从一种链霉菌培养液中提取的大环内酯类抗生素，外用制剂为0.03%和0.1%软膏。吡美莫司是一种链霉菌产生的子囊霉素的半合成品，外用制剂为1%乳膏。两者均属于钙调磷酸酶抑制剂，具有免疫抑制作用，内科等用于抗移植排斥反应，而对皮肤科来说，是一种新型的非激素类抗炎药物，且局部应用吸收少。皮损内T细胞活化的免疫反应是银屑病的关键病因之一，因此，使用他克莫司和吡美莫司在理论上讲可以有效治疗银屑病，而且没有糖皮质激素的不良反应，也没有全身性免疫抑制的不良反应。目前在临床上应用的有效性已经得到广泛的证实。此类药物见效快，但价格昂贵，多仅用于暴露部位，如头面部、手背等，同时避免广泛长期使用。在用药部位可出现皮肤刺激症状，如烧灼感、瘙痒和红斑，这些反应通常发生于治疗早期，一般为轻度或中度，且持续时间短，治疗开始1周内趋于消退。

此外，在使用中要注意不能用于黏膜部位，避免与眼睛及其他黏膜接触；不能用于急性皮肤病病毒感染（单纯疱疹、水痘等）部位；不推荐使用封包治疗；治疗期间，应尽量减少暴露在日光下，并避免使用紫外线灯、UVB或光化学（PUVA）治疗，建议患者采取适当的日光防护措施，并穿适当衣服遮盖皮肤；如果用于非手部治疗，患者用药后应洗手；妊娠期不宜使用，哺乳期不推荐使用。

（颜克香　方栩）

吡硫翁锌气雾剂治疗银屑病有什么优势吗？

吡硫翁锌气雾剂的主要成分是0.2%吡硫翁锌和基质0.1%甲基乙基硫酸钠。吡硫翁锌（ZPT）又称巯氧吡啶锌，巯氧吡啶类化合物具有强效、广谱的抗菌活性，外用皮肤不易吸收，不良反应小，临床上可作为抗菌剂治疗多种皮肤病，如花斑癣等真菌性及细菌性疾病；而锌具有抗炎活性，与巯氧吡啶联合能取得抗炎抗感染的协同作用。ZPT早在1964年被美国FDA批准用于乳剂和霜剂，由于其显著的止痒去头屑作用，还被广泛添加至洗发香波中使用。

银屑病的发病或加重与感染有密切关系，其中头皮部位的主要真菌糠秕孢子菌，已被证实可诱发银屑病皮疹；此外还发现吡硫翁锌有抗角质增生作用。其同时存在的抗菌、抗炎和抗增生作用，正是针对了银屑病主要的病理改变，显示了吡硫翁锌不同于其他药物的优势。皮肤科用吡硫翁锌气雾剂治疗银屑病，一般用药1周内即能看到明显改善。上海、武汉、重庆、昆明等地都有结果一致的报道；上海的临床试验中可见与激素软膏糠酸莫米松有相同或更好的疗效；试验期间均未发现有激素样的各种不良反应。但近几年临床上时有应用此药时间较长的患者，出现糖皮质激素样的不良反应，如萎缩纹、毛囊炎等，停药后皮损有轻度的反跳。无独有偶，在某个含有ZPT的洗发液观察中发现，其有停用后较明显的症状复发，因此需要进一步研究该物质的特性。

在此药的装置中，还配有一个带管子的喷头，可伸进头发丛中向头皮喷洒药物，不至于使药物喷洒于头发表面，适合于头皮的皮疹治疗。

（方栩）

为什么紫外线对银屑病有治疗作用？

为什么紫外线可以治疗银屑病呢？首先复习一下银屑病的发病机制。银屑病是一种有遗传背景的T淋巴细胞介导的免疫性疾病，有多种免疫活性细胞及其细胞因子参与，并与黏附分子、趋化因子等形成网络，引起复杂的免疫反应，导致疾病，表现为表皮角质形成细胞异常增殖、真皮血管增生扩张和炎症细胞浸润。

人体皮肤可对紫外线产生各种皮肤反应，其基本原理是皮肤中存在可以吸收光能的生物分子即色基，色基吸收紫外线后发生的光化学反应可以改变皮肤的生理状态从而产生一系列临床上表现为治疗作用或不良反应的生物效应。紫外线对银屑病产生治疗作用相关的主要效应是诱导免疫抑制、促进细胞凋亡以及抗表皮增生。

紫外线照射后直接作用于各种免疫活性细胞，影响其表面标志的表达及细胞因子和多种免疫调节分子的合成与分泌，继而影响皮肤局部及全身的免疫功能。紫外线可引起抗原特异性T淋巴细胞介导的免疫抑制，主要通过下述机制发挥作用：紫外线可减少表皮朗格罕细胞的数目，并使其丧失抗原递呈功能；促使角质形成细胞合成分泌较多具有抗炎或免疫抑制特性的细胞因子，并有效抑制角质形成细胞表达细胞间黏附分子，进而阻止炎症细胞的浸润；抑制自然杀伤（NK）细胞的活性；诱发皮肤靶细胞DNA的直接损伤；通过尿刊酸的变构作用抑制免疫活性细胞，引起免疫抑制。通过免疫抑制可减少对血管内皮细胞增生的刺激。

紫外线照射可引起浸润的T细胞凋亡。UVB治疗银屑病，患者皮损中浸润T细胞数目的下降可能源于T细胞的凋亡。此外，紫外线可通过诱导活性氧及细胞因子产生DNA损伤和基因表达改变等导致角质形成细胞凋亡，从而抑制银屑病皮损表皮的异常增殖。

总之，紫外线可抑制银屑病发病环节中异常的免疫反应和表皮增殖，从而发挥其治疗银屑病的功效。

（马莉）

光化学疗法是如何抑制银屑病斑块的？

通过应用光敏剂结合紫外线照射，即光化学疗法，其除了紫外线本身的免疫抑制作用外，还可产生特有的抗增殖和抗血管新生效应来治疗银屑病。补骨脂素在吸收UVA后，与表皮细胞DNA螺旋链上的胸腺嘧啶碱基结合形成光化合物，从而抑制DNA的复制，导致核分裂活动减少、转换周期减慢、细胞增殖受抑制，表皮增生变慢。同时被紫外线活化的补骨脂素还可改变细胞因子及其受体的表达和细胞因子的分泌，使得角质形成细胞的异常分化趋于正常，抑制表皮细胞的过度增殖，使银屑病斑块消退。

由于UVA还能穿透至真皮，因此对真皮浸润的炎症细胞或增生的血管内皮细胞可能都有抑制作用。此机制与PUVA治疗银屑病等表皮增生性疾病密切相关。血管新生是指在原有血管的基础上形成新血管的过程，研究表明，银屑病皮损中存在血管新生的现象，而PUVA具有抗血管新生的效应，可能是其有效治疗银屑病的机制之一。此外，光化学疗法可增加前列腺素的合成，前列腺素的增加可能有助于银屑病斑块皮损的消散。

（马莉）

光化学疗法有哪些类型，适合哪些银屑病？

利用光敏剂的光致敏效应加强紫外线治疗皮肤病效果的方法称为光化学疗法，此方法最常用光敏剂补骨脂素联合长波紫外线（UVA）照射，故简称补骨脂素长波紫外线（PUVA）光疗。PUVA疗法始于1974年，是通过严格控制的反复的光毒反应从而达到皮肤疾病的缓解，多年来一直是一种易于被患者接受的经济有效的皮肤病疗法。根据补骨脂素的不同给药途径和方法以及是否联合其他药物，PUVA疗法可分为系统PUVA、水浴PUVA、外涂PUVA、维A酸联合PUVA等常用类型。

PUVA疗法对寻常型银屑病的慢性斑块型（尤其是外用药物治疗无效或皮损面积>20%者）疗效最佳，皮损清除快、缓解期长，疗效优于UVB光疗法。对红皮病型银屑病、脓疱型银屑病缓解期、掌跖脓疱病也有一定疗效。难治性银屑病或为减少UVA累积剂量可采用PUVA联合疗法，推荐应用维A酸药物联合PUVA的治疗方案。也可联合使用其他银屑病治疗药物，但要注意免疫抑制剂和光化学疗法协同致癌的可能。

在开始光化学疗法前，除了排除紫外线光疗的一般禁忌证之外，还需对准备进行PUVA治疗的患者进行眼科和肝肾功能检查，对补骨脂素过敏者、肝功能受损者以及白内障或其他晶状体疾病患者也必须排除在外。此外，系统PUVA治疗时，活化的补骨脂素可在晶状体中形成补骨脂素－蛋白光加合物，加上UVA更易穿透儿童的晶状体，因此12岁以下儿童是系统PUVA的禁忌证。

（马莉　方栩）

光化学疗法的禁忌证和注意事项有哪些？

光化学疗法的禁忌证包括：年龄在12岁以下者；怀孕或哺乳期妇女；对补骨脂素过敏者；肝功能不全者；白内障或其他晶体疾病患者；皮肤恶性肿瘤或癌前期病变患者以及有光敏性银屑病病史者。其相对禁忌证有：系统性红斑狼疮或其他结缔组织病患者；有癫痫、心功能不全或甲状腺功能亢进者；既往服过砷剂或接受放射治疗者以及使用免疫抑制剂者。

对于那些已经在接受光化学疗法的银屑病患者应特别注意以下问题。

（1）由于系统性PUVA疗法在服药后24小时内皮肤中仍有光敏剂存留，因此除了在PUVA治疗期间佩戴UV护目镜之外，在治疗后的24小时内均应避免日光照射，并佩戴UV护目镜及使用衣物和遮光剂进行防护，以免产生晒伤反应或导致继发性白内障。

（2）长期和反复光疗有诱发和促进皮肤恶性肿瘤发生的潜在危险，但此风险主要见于Ⅰ、Ⅱ型皮肤的白种人，并与治疗次数和治疗剂量相关，在亚洲人群中罕有光疗致皮肤癌发生。英国光皮肤病学组建议PUVA的平均治疗次数<200次，UVA总量<1500J/cm^2，可避免其致癌风险。

（3）系统性PUVA疗法可能在服药后出现恶心、呕吐、胃部不适等胃肠道反应。建议患者在服用补骨脂素片剂时应随食物如面包、饼干等或牛奶同时服下，并应避免油腻和辛辣食物，可以避免或减轻补骨脂素引起的胃肠道反应。

（4）长期服用补骨脂素后还可导致肝损害，因此接受系统性PUVA疗法的患者必须定期复查肝功能。

（5）所有接受光疗的患者均应经常使用保湿剂以预防和缓解光疗引起的皮肤干燥和瘙痒。银屑病患者在接受光疗前需外涂矿物油或凡士林油，可以增加紫外线对皮损的穿透力，从而增强光疗疗效并减少皮肤干燥的发生。

（马莉　方栩）

何谓煤焦油光疗？

煤焦油光疗是指外用粗制煤焦油并联合中波紫外线（UVB）照射的疗法。该疗法是由Goeckerman于1925年建立，所以又称Goeckerman疗法，主要用于银屑病的治疗，可提高UVB照射的疗效并减少UVB照射剂量。

目前临床上主要使用改良的Goeckerman疗法，即粗制煤焦油联合亚红斑量UVB照射，其疗效优于UVB或粗制煤焦油单独治疗。具体方法：完成UVB治疗后，患者除腋窝、腹股沟等皮肤皱褶部位以外由颈部向下外涂粗制煤焦油，随后立即封包。煤焦油的起始浓度为2%，治疗的第一周后可以增加至5%。煤焦油的封包时间每天至少4小时，通常为每天6小时。患者晚上在治疗部位应用润肤剂或保湿乳膏，并保留过夜。煤焦油光疗法的治疗频率通常为每周5~7次。

（马莉）

传统的光疗法治疗银屑病有何利弊？

光疗与光化学疗法运用于银屑病的治疗已经有半个世纪的历史，其最经典的治疗方法有两种：PUVA和UVB光疗。前者是指口服或外用光敏剂8-MOP后再予长波紫外线（波长范围为320~400nm）照射，用于治疗斑块型银屑病有良效；后者则是指用波长在280~320nm之间的中波紫外线进行照射的光疗法。

上述两种光疗法用于临床疗效肯定，应用至今不衰，体现了旺盛的生命力，然而，仍不可避免地存在着一定的局限性：口服PUVA法在服药后往往有恶心、呕吐等胃肠道反应，长期服用后可致肝功能损害和继发性白内障；由于8-MOP为一光毒性物质，服药后24小时内需防日晒并于外出时戴好护目镜，给患者生活带来不便；另外，在口服或外用8-MOP后，若UVA照射剂量控制不当，极易在照射局部产生红斑、水疱等光毒性反应。而UVB实际上是"晒斑光谱"，即稍大剂量的UVB照射可引起皮肤红斑、灼痛、水肿或起疱等晒伤反应，由于患者皮肤敏感性的差异，即便是采取合理规范的光疗方案，晒伤反应仍难以避免。同时，银屑病患者一般需要进行长期的光疗以维持疗效，而长期大剂量的紫外线照射可导致皮肤干燥、粗糙等光老化现象，并有可能增加白种人银屑病患者罹患皮肤恶性肿瘤的危险性。

（马莉）

窄波UVB光疗法是治疗银屑病的首选方案吗？

近10年来，一种全新的光疗方法——窄波UVB光疗法被越来越多地应用到银屑病的治疗当中，并大有取代PUVA和UVB光疗法之势，究竟窄波UVB具有何种优势使得临床医生选择它来治疗银屑病呢？原来科研人员通过多年的不懈努力研究发现：可以使得银屑病皮损消退的有效的紫外线波长范围（在医学上被称为作用光谱）集中在313nm附近，属于UVB波长范围内一个狭窄的波段。Philips公司制造出发射峰值为311±3nm的窄波UVB灯管，正好与银屑病的作用光谱相吻合，从此，窄波UVB光疗法被用于银屑病的临床治疗。从20世纪90年代以来，医生和研究人员为了进一步验证其疗效还进行了一系列的临床观察研究。国外有多个患者自身对照、随机双盲的临床研究证实：窄波UVB光疗法治疗银屑病的疗效要显著优于UVB光疗法，并与PUVA的疗效相当；同时缓解期得以延长。而在不良反应方面，由于窄波UVB集中发射的光波仅限于作用光谱范围内，去除了UVB波段中对银屑病治疗无用的光波；因此，与普通UVB相比，不仅可大大提高治疗剂量以获得疗效最大化，而且极少引起皮肤晒伤，且减少长期照射后光老化和癌变的倾向；与PUVA光疗法比较，由于窄波UVB光疗无需口服或外用光敏剂，因此避免了由使用光敏剂引发的一系列不良反应和给患者生活上带来的不便，使得光疗更为安全。

总之，窄波UVB光疗法治疗银屑病与传统的光疗方法相比具有疗效好、安全性高、不良反应少的优点，近年来已经成为银屑病光疗的首选方案。

（马莉）

单频的准分子激光治疗银屑病是光疗中的新秀吗？

单频的准分子激光是一种脉冲气体激光，气体由惰性气体和卤素混合而成，当电流通过时，惰性气体和卤素被激活，释放出某一波长的单色光。激活而结合形成的卤化物为受激态的准分子，是一种激态二聚体。单频的准分子激光是连续的脉冲气体激光，释放的光波长在紫外线范围内，目前用于皮肤科治疗的为XeCl准分子激光。XeCl二聚体由惰性气体氙和卤元素氯组成，释放出波长为308nm的单色光，此波段在UVB的光谱范围中，因此又称靶式UVB。

将此靶式UVB同窄波UVB作一比较，二者光源、光斑、能量、作用机制都具有各自的特点，但最为重要的是二者能量有着显著差别：窄波UVB能量低，为$50\sim800mJ/cm^2$，而准分子激光的能量是前者的5倍，高达$250\sim4500mJ/cm^2$。将高能量的靶式UVB用于治疗，不仅可减少治疗次数、缩短疗程，更为重要的是能减少紫外线长期、高剂量照射的不便和不良反应，如光老化、致癌等。

目前，单频的准分子激光在银屑病的临床上主要用于治疗慢性斑块型银屑病和掌跖脓疱病。1997年，有学者首次报道了308nm UVB准分子激光治疗银屑病的有效性。2002年以后国外陆续对斑块型银屑病和掌跖脓疱病的患者进行了治疗观察，研究治疗量与疗效的关系。发现治疗斑块状银屑病用大剂量见效快，缓解期长，与传统光疗相比，总的累积剂量小。治疗掌跖脓疱病可单独应用准分子激光而无需其他药物，经过每周3次，6~8周治疗，可达到75%~100%的改善。研究表明，单频准分子激光和窄波UVB的治疗均能诱导T细胞凋亡，从而减少细胞因子的产生，使银屑病病情缓解；但定量分析发现XeCl准分子激光的作用较强。

（韩凌）

银屑病的内用药治疗有哪些？

（1）抗生素　控制感染的目的在于祛除银屑病发病诱因，治疗银屑病。常可选择相应有效的抗生素或抗菌药物，如青霉素、红霉素等，用于曾有或伴有上呼吸道感染的各型银屑病。同时已发现抗生素还有抑制免疫反应的作用，抗非感染性的炎症，银屑病的皮肤炎症正属于这一类。

（2）甲氨蝶呤　此为抗肿瘤的细胞毒性药物，小剂量时为免疫调节剂，是系统治疗银屑病最常用的处方药，通常用于对外用药、紫外线和中药治疗效果不佳的严重的脓疱型银屑病、红皮病型银屑病、关节病型银屑病和广泛的慢性斑块状银屑病。

（3）维A酸类　此类药物是人工合成的维生素A衍生物，作用强于维生素A，不良反应低于维生素A。其中，阿维A最适合于银屑病的治疗。12周时观察，银屑病皮疹和严重度下降57%。此外，异维A酸也可用于银屑病，体内代谢积蓄少是其优点。

（4）环孢素　环孢素对细胞毒性小，主要针对淋巴细胞，对银屑病有确切的疗效，国外应用较多。需严格遵照皮肤科的应用剂量：<5mg/(kg·d)，肾毒性等不良反应可避免，相对比较安全，必要时应咨询肾病专科医生。

（5）吗替麦考酚酯　吗替麦考酚酯是一种新型免疫抑制剂，可以通过抑制淋巴细胞的增殖，产生抗银屑病的作用。该药的不良反应较少。

（6）糖皮质激素　具有快速高效的抗炎、抗过敏和抗毒等作用，能挽救病重危急的生命，但不规则应用糖皮质激素可能导致红皮病型或泛发性脓疱型银屑病，因此只有皮肤科专科医生认为绝对必要，并制定方案，方可应用。

（7）羟基脲类 同甲氨蝶呤，属细胞毒性药物。羟基脲在银屑病的治疗中应用较少，尽管它的疗效略低于上述的其他药物，但其相对较便宜，禁忌证和不良反应较少，可应用于不能耐受其他系统疗法，或有高脂血症、轻度肾功能不全和心肺疾病的患者。

（8）其他 可能应用的药物柳氮磺胺吡啶、他克莫司、氨苯砜、甲砜霉素、左旋咪唑、转移因子、秋水仙碱、维生素等。

（9）生物制剂 是一类应用先进的分子生物技术制作的蛋白质分子药物，特定针对免疫反应某些环节的细胞或细胞因子，靶向性地抑制免疫反应，无细胞毒性。目前国际上共有11个生物制剂用于治疗银屑病，国内共有依那西普、英夫利昔单抗、阿达木单抗、乌司奴单抗、司库奇尤单抗、依奇珠单抗、古塞奇尤单抗共7个产品投入临床应用。临床也证实生物制剂治疗银屑病具有肯定的效果，缺点是价格昂贵，并仍不能防止复发。

（10）中药 除了辨证施治的中草药方剂，临床常用成药有郁金银屑片、复方青黛胶囊、消银片、雷公藤多苷片等。

（夏萍 方栩）

维A酸类药物对皮肤病治疗学有什么意义？

20世纪70年代维A酸类药物的应用，被评价为皮肤病治疗学上的第二次革命，而第一次革命是指1952年类固醇激素在皮肤科临床的应用。还有的把维A酸类药物的发现视为皮肤病治疗学和美容药物学的一个新的里程碑。该类药物不仅具有调节多种表皮细胞增殖和分化的作用，包括角质形成细胞、皮脂腺、黑色素细胞和成纤维细胞，而且还有调节免疫反应、抗肿瘤的作用。作为非细胞抑制性或毒性药物能来控制严重的角化病、肿瘤和免疫性疾病，无疑是前所未有的，地位独特。维A酸治疗有可靠疗效的疾病大约有100多种，故而自第一个维A酸合成至今，已合成生产出1000

多种维A酸化合物，旨在不断地提高疗效，降低毒性。

这类药物按化学结构分为3代：

第一代非芳香维A酸类：全反式维A酸、异维A酸。

第二代单芳香维A酸类：阿维A酯、阿维A。

第三代多芳香维A酸类：芳香维A酸乙酯、他扎罗汀和阿达帕林。

全反式维A酸和异维A酸最早多用于治疗痤疮，亦被系统应用以治疗严重的脓疱型银屑病；第二代维A酸药物的治疗指数（即引起中毒的最小量和使乳头瘤缩小50%的用量之比）大于第一代维A酸4~10倍，抗增殖作用强，故角化性疾病成为其主要适应证；1997年开始用于银屑病，目前是治疗脓疱型银屑病和红皮病型银屑病的首选药物，斑块状银屑病联合治疗法中的主要药物。发现阿维A酯和阿维A在体内互相转化，而前者易蓄积，很快被后者替代。第三代维A酸中他扎罗汀是第一个被批准外用治疗银屑病的药物。

（韩凌　方栩）

哪一类维A酸治疗银屑病效果最好，如何应用？

在皮肤病药物治疗漫长的历史中，维A酸类药物的出现开辟了皮肤病治疗的新纪元，通过对维生素A化学结构的改造，得到了多种维生素A的结构类似物——维A酸。目前，维A酸类药物共有三代产物，均可用于治疗银屑病。

在银屑病的外用治疗中，第一代维A酸类药物全反式维A酸（0.025%、0.1%）是治疗痤疮、抑制皮脂分泌的有效药物，因其可逆转异常的角化，临床上多单药或与外用皮质类固醇联合以治疗银屑病。第三代维A酸类药物他扎罗汀是近年来第一个被多个国家认证可有效治疗斑块型银屑病的药物：在美国，他扎罗汀的适应证为皮损不超过体表面积20%的稳定期斑块型银屑病；而在英国，他扎罗汀适用于不超过体表面积10%的中、重度银屑病。他扎罗汀有0.05%、0.1%两种浓度的制剂，每天晚间使用1次，多建议从小浓度用起，当病情需要或耐受后，再逐渐增加使用剂量。

第二代维A酸类药物多用于系统治疗银屑病，其治疗指数较第一代维A酸强10倍，其中阿维A是目前治疗银屑病最为有效、不良反应较少的药物。严重的寻常型银屑病患者在外用药或光疗无效时，阿维A单用或联合光疗（PUVA）可增强疗效，缓解症状，其他类型银屑病中，脓疱型银屑病对该药的反应最好，其次是红皮病型银屑病。阿维A起始剂量为0.3~0.5mg/（kg·d），5天左右后可逐渐增加，但因对药物的耐受能力不同，临床上阿维A的使用多根据患者的个体情况加以调整；因该药物为脂溶性，故与食物同时服用可增强药物的吸收。

（韩凌　方栩）

哪些患者不宜用维A酸治疗，而哪些患者适宜？

维A酸类药物应用于临床治疗银屑病已有多年，疗效肯定，患者治疗后可达到一定程度的缓解，但该药在临床应用中同样存在一定的不良反应，因此，了解这类药物的适应证及禁忌证，对于维A酸类药物的正确使用而保持药效有着非常重要的作用。

维A酸类药物多为脂溶性，有的在人体脂肪内蓄积时间较长，并在胚胎形成期致畸（中枢神经系统异常和骨骼畸形）或导致自发性流产，故孕妇、哺乳期妇女及在停用维A酸后的3年间无法避孕的生育期妇女应避免服用该药物。该类药物易引起高血脂，因此高脂血症患者，特别是高甘油三酯的患者不应服用该类药物，并应对服药者定期随访血脂；维A酸药物还可能导致骨骺过早闭合，造成骨质增生、骨膜骨赘形成和矿物质脱失、骨质变薄等，因此，处于生长发育阶段的少年儿童不应使用或慎用该药。另外，和其他药物一样，严重的肝肾功能不全、病情未控制的糖尿病患者均应避免服用该药物。

因此，中、重度寻常型银屑病患者在其他治疗无效的情况下，脓疱型、红皮病型银屑病在排除以上的禁忌证之后，经过严格的实验室检查，在肝肾功能、甘油三酯、胆固醇、血糖检测均正常的情况下，女性患者妊娠试验阴性后方可使用维A酸类药物治疗。

（韩凌　方栩）

维A酸有哪些不良反应？

维A酸类药物治疗银屑病疗效明确，但任何药物均有不同程度的毒性及不良反应，且剂量越大，治疗时间越长，相对的不良反应越大。维A酸系统应用产生的不良反应多累及黏膜（皮肤、眼睛）、骨骼、肝脏、关节、肌肉等。

口服维A酸类药物最易引起皮肤和黏膜干燥（唇炎，眼睛、鼻腔、口腔黏膜发干，鼻出血，干皮病，指甲脆性增强，脱发或皮肤脆性、黏性增加等），在某些情况下，唇炎还可作为一个很好的指标来衡量治疗剂量是否过量，使药物剂量的使用个体化。维A酸药物治疗后，有时还会出现短暂的皮疹加重，多发生于治疗的前4周，皮疹面积扩大，类似于"不稳定性"银屑病。

血脂异常是较为常见的不良反应，发生于25%~50%的服药患者，血清甘油三酯、胆固醇的增高，增加了胰腺炎的发病几率，同时当血脂缓慢增高时，亦增加了心血管疾病的危险性。维A酸导致的血脂异常在糖尿病、肥胖、酒精摄入过多的患者中尤其容易出现，因此，维A酸治疗前的血液检查至关重要，同时，银屑病患者，尤其是服用维A酸类药物的患者，因鼓励他们改变生活方式、降低血脂，避免这一类不良反应的发生。

服药患者中的13%~16%还可能出现转氨酶的升高，但严重持续的肝损害较为少见。

肌肉和关节的疼痛见于部分用药长久的患者，放射学检查可发现患者有弥漫性、特发性的骨质增生，包括脊柱关节强直和退化变性、椎关节炎、韧带和肌腱附着处骨化、骨质疏松等。

生育期妇女在服用阿维A期间及维A酸治疗后的3年中需严格避孕，服用维A酸导致的胚胎畸形多表现为颅面部畸形、并指畸形、脊髓脑膜膨出、脑膨出等。

一些少见的不良反应还包括：维A酸联合四环素的使用易导致颅内高压，引发严重的头痛、恶心、呕吐、视觉障碍和视乳头水肿；在维A酸治疗过程中，少数患者抑郁、自杀的倾向性增加，夜间视物能力下降。

维A酸治疗虽然存在很多不良反应，但了解药物特性，同时在医生的指导下正确用药，还是可以很好地运用该药物，达到缓解银屑病患者病情、提高生活质量的目的。

（韩凌　方栩）

抗肿瘤药物可以用来治疗银屑病吗？

免疫抑制剂以往传统的概念：除了糖皮质激素外，主要是指抗肿瘤的细胞毒性药物。在皮肤科，这类药物常常用来控制激素治疗无效的皮肤病，在临床实践中，所用的剂量较小，不是抗肿瘤的细胞毒性剂量，而是免疫调节剂的剂量。

近20年来出现了不同以往的免疫抑制剂，其免疫作用选择性强、不良反应小，已成功地用于移植排异和各种肾病、关节炎等自身免疫性疾病。这类药物又被称为免疫调节剂，其中某些是多功能的免疫调节剂，治疗领域在不断地扩大，而且，正在逐渐涉及皮肤科的免疫炎症性疾病。

由于新的药物不断出现，通用细胞毒性药物或免疫抑制剂的命名均不适用，现今的分类将这些药物分为两类：细胞增殖抑制剂和淋巴细胞抑制剂。前者即传统观念上的细胞毒性药物，包括两大部分：抗代谢和烷化剂，其中被用于银屑病治疗的药物有：甲氨蝶呤、羟基脲、秋水仙碱、6-硫鸟嘌呤、乙亚胺、白血宁、丙亚胺、乙双吗啉等。后者为淋巴细胞抑制剂，被用于银屑病的药物除了糖皮质激素、雷公藤外，都是近50年来的新药，包括环孢素、来氟米特、麦考酚酯、他克莫司、生物免疫抑制剂。

免疫抑制治疗重要的目的是：找到一个最有选择性和毒性最小的药物，增强激素的疗效、减少糖皮质激素的用量，帮助激素的顺利减量，使疾病得到安全控制，并获长期缓解。这些新药开始还被作为常规免疫抑制剂无效时应用的补救疗法，现已替代成为一线治疗药物。

（夏萍　方栩）

甲氨蝶吟能治疗银屑病吗，适合哪些患者？

甲氨蝶吟是一种合成的叶酸类似物，通过竞争性抑制二氢叶酸还原酶，抑制了DNA的合成，同时部分抑制胸腺嘧啶核苷酸的合成酶。甲氨蝶吟用于银屑病疗效明显，可迅速使皮损的鳞屑减少、丘疹变小、红斑减退，使脓疱型银屑病患者的脓疱吸收，可改善关节病型银屑病患者关节酸痛症状，但不能使已变形或毁形的关节恢复正常。1948年其被引入皮肤科，1972年美国FDA正式批准治疗银屑病，是目前治疗重度寻常型银屑病和非寻常型银屑病最常用和重要的药物之一。

由于该药为免疫抑制类药物，具有一定的毒性及不良反应，患者应在医生的指导下正确使用。目前甲氨蝶吟主要用于治疗以下类型的银屑病。

（1）红皮病型银屑病。

（2）关节病型银屑病。

（3）急性泛发性脓疱型银屑病。

（4）严重影响功能的银屑病，如手掌和足跖。

（5）泛发性斑块状银屑病。

（万牛　方栩）

甲氨蝶吟有什么不良反应吗？

甲氨蝶吟虽然对银屑病在临床上有着肯定的治疗效果，但其为免疫抑制类药物，有着一定的毒性及不良反应。服用甲氨蝶吟后，常见的不良反应如下。

（1）对骨髓的抑制：引起血细胞减少，患者常有乏力、容易感冒等表现。

（2）对胃肠道黏膜产生刺激，患者可有腹痛、呕吐或腹泻症状。

（3）在皮肤方面，脱发增多是最常见的不良反应之一；严重时会发生毛细血管炎，表现为皮肤及口腔黏膜疼痛、红斑、糜烂、溃疡；静脉输注时，可有掌跖疼痛或烧灼感及脱屑性红斑。

（4）长期应用者，特别要注意该药对肝的毒性作用，表现为肝区不适、肝功能异常甚至肝硬化；大剂量应用时可以引起急性肾功能衰竭，表现为突然尿少等。

（5）对眼的影响，主要表现为眼的烧灼感和瘙痒。

（6）肺的不良反应通常发生得比较迟，表现为咳嗽、气急，胸片上常常会有异常表现。

（7）此药会引起精子减少，还可能对怀孕妇女产生致畸作用。

需要指出的是，甲氨蝶呤在皮肤科的每周用量常常小于30mg，而肿瘤治疗的每周剂量是100~250mg，以上不良反应在甲氨蝶呤的肿瘤治疗中较多见，而在银屑病的治疗中相对较少。在使用甲氨蝶呤过程中应密切随访血常规和肝肾功能，对于出现不良反应者除了对症治疗外可服用甲酰四氢叶酸和（或）改变用药途径和剂量。

（万牛　方栩）

羟基脲适宜哪些银屑病，有哪些不良反应？

羟基脲是核苷酸还原酶的抑制剂，把细胞杀死在细胞周期的S期，阻止DNA合成。此药在银屑病的治疗中应用相对较少。尽管它的疗效略低于上述的其他药物，但其相对较便宜，禁忌证和不良反应较少，主要用于外用疗法或UVB无效，不适宜PUVA、MTX、阿维A和环孢素治疗的银屑病患者。

以下为羟基脲不良反应的特点：

（1）不良反应易发生于年老患者。

（2）造血系统异常是最主要的不良反应，但银屑病治疗剂量未见有不可逆的骨髓抑制。

（3）消化系统症状多为恶心呕吐，少数发生轻度肝炎，但无不可逆的肝损害或肝纤维化。

（4）实验动物见有致畸和染色体异常，育龄妇女禁用。

（5）皮肤可出现日光暴露部位的色素沉着，短暂的秃发。

（6）肿瘤形成少见，长期应用可发生肿瘤。

（万牛　方栩）

环孢素治疗银屑病的疗效如何？

环孢素是一种免疫抑制剂，主要用于防止器官移植后的排异反应和治疗严重的类风湿关节炎。在1997年经美国食品与药品管理局（FDA）认证，环孢素用于严重顽固性的非免疫低减性成年银屑病的治疗。环孢素口服治疗银屑病可迅速缓解症状，减轻皮损；临床治愈率可达90%左右，有效率接近100%，特别对于红皮病型、脓疱型及关节病型银屑病疗效甚佳。环孢素治疗寻常型银屑病起始剂量一般为3~4mg/（kg·d），3~7天后瘙痒开始缓解，红斑、鳞屑减轻，3~4周后瘙痒消失，红斑鳞屑消退，皮肤逐步恢复正常，仅留有色素沉着或轻度浸润。脓疱型、红皮病型和关节病型银屑病起始剂量一般在5mg/（kg·d），7~10天后症状开始缓解，红斑减轻，脓疱吸收，4~5周后症状和皮损明显好转或消失，达到显效或临床治愈。有些患者在治疗前因滥用糖皮质激素导致病情加重或全身泛发，环孢素的使用有助于撤减糖皮质激素。在取得明显临床疗效后，环孢素应逐渐减量，以减少用药成本和防止复发。环孢素一般口服有效，外用无效。

环孢素的联合疗法在临床上受到推崇。国内有报道：与阿维A联合治疗脓疱型银屑病，起效时间1周左右，环孢素逐渐减量，阿维A维持巩固，总疗程70天左右；联合疗法起效快，疗程短，药物用量少，避免了药物不良反应的发生。环孢素治疗费用比较昂贵，免疫抑制作用强，停药6~16周后银屑病有复发。因此，环孢素适用于其他方法疗效不佳的、顽固的银屑病和严重类型的银屑病。

（万牛　方栩）

环孢素有哪些不良反应？

环孢素治疗银屑病的用量低于移植抗排斥反应的治疗，所以其不良反应相对少见。不良反应的发生与治疗剂量呈正相关，停药后可以恢复。主要的不良反应如下。

（1）高血压　治疗过程中常见的不良反应之一，发生率比较高，一般在减少用药量后血压即可下降，必要时服用降压药，高血压可发生在治疗数周、数月或一年后。所以服用环孢素的患者应在停药后坚持长期观察血压变化情况。

（2）肾功能受损　停服或减少用药剂量可恢复正常，极少出现严重慢性肾功能衰竭。

（3）肝功能异常　长期饮酒或曾服用甲氨蝶呤的患者易出现肝脏受损的不良反应，一般症状都比较轻微，停药后即可恢复。

（4）其他反应　可出现头痛、关节痛、倦怠、乏力、恶心、呕吐、牙龈肿痛、多毛等症状。出现上述不良反应一般都无需停药。服药期间尽量避免同时应用降低环孢素活性的药物和容易出现肾损伤的药物，如链霉素、卡那霉素、庆大霉素等。

应用环孢素治疗前应严格掌握适应证，做必要的体检和实验室检查，有高血压或肾病者应忌用或慎用。治疗开始后，要定期随访，及时调整药物。

环孢素虽然没有骨髓抑制现象，但免疫抑制作用强大，因此患有病毒性皮肤病、肿瘤时禁忌应用。同时此药不是长期内服和单一治疗的首选药物，不良反应可因疗程延长而增加，有的还会在停药后很长时间内出现毒性及不良反应，所以提倡在选用其他治疗无效时，再考虑应用环孢素。

（万牛　方栩）

骁悉能治疗银屑病吗，有哪些不良反应？

骁悉（吗替麦考酚酯，MMF），是一种新型免疫抑制剂，能抑制淋巴细胞嘌呤合成中的次黄嘌呤苷—磷酸盐脱氢酶，因而淋巴细胞对此药相当敏感。MMF 主要用于接受同种肾脏、心脏或肝脏移植患者的器官排斥反应。近来发现该药可以通过抑制淋巴细胞的增殖，产生抗银屑病的作用，对治疗银屑病也有很好的疗效。由于没有对照观察的药物临床试验资料，目前用于治疗中度以上的难治性斑块状银屑病和关节病型银屑病，仅作为常规免疫抑制剂无效时应用的补救疗法。

该药主要的不良反应如下：

（1）胃肠道反应较常见，腹泻，恶心，呕吐；小剂量多次口服可减少胃肠道不良反应。

（2）感染发生率约20%，包括真菌、细菌和病毒；单纯疱疹与带状疱疹发病增加。

（3）血液、心血管、呼吸、神经、内分泌和泌尿生殖系统均有10%左右的不良反应出现。

（4）1%~2%的患者可能发生淋巴增生性疾病。

（5）动物实验发现有胎儿致畸的可能，妊娠期慎用。

（万牛　方栩）

为什么不要轻易应用免疫抑制剂治疗银屑病？

银屑病有表皮细胞增生和免疫性炎症的现象，抗肿瘤药物有抑制细胞增生的作用，免疫抑制剂有抑制免疫性炎症的作用，因此治疗银屑病有效。但是，抗肿瘤药物在杀伤或抑制肿瘤细胞的同时，对机体其他正常组织细胞有抑制或损害作用；免疫抑制剂对正常的免疫功能也有抑制，使抗感染的免疫力降低，久用免疫抑制剂有可能抑制了清除癌细胞的免疫功能，发生恶性肿瘤。用于银屑病的免疫抑制剂有糖皮质激素、环孢素，抗肿瘤药物中部分具有免疫抑制的作用，如甲氨蝶呤、乙双吗啉、白血宁、乙亚胺、丙亚胺等。人体中骨髓、胃肠道黏膜、毛发组织的代谢较快，因此易受药物的影响，表现为白细胞和血小板减少、口腔黏膜溃疡可继而发生胃肠道的溃疡、腹痛、恶心、呕吐、脱发等。甲氨蝶呤、白血宁等损害肝脏，导致肝功能异常、肝硬化；大剂量时还会引发急性肾功能衰竭。国内外都有不少报道乙双吗啉、乙亚胺、丙亚胺等应用后发生白血病、鳞癌、肝癌等的个案病例。此外，还有致畸、肺纤维化等毒性及不良反应。据统计，国内20世纪70年代至今因治疗银屑病用抗肿瘤药物而引起白血病或恶性肿瘤的报道已超过200例。故而，银屑病患者应在医生指导下使用免疫抑制剂，使用过程密切随访实验室检查结果，切不可自行随意应用。

银屑病的远期随访发现，用过抗肿瘤药物的病情发展比未用过抗肿瘤药物的要严重；上海华山医院刘承煌教授344例追访调查银屑病的资料和青岛市立医院彭永年213例的追访资料均证明：用抗肿瘤药治疗的患者后期病情明显重于未用抗肿瘤药治疗的患者。因此，寻常型银屑病一般不要轻易应用抗肿瘤药物或免疫抑制剂，除非严重的斑块型，或有红皮病倾向的寻常型银屑病。

（万牛　方栩）

内用糖皮质激素适合于各种类型的银屑病吗？

内用糖皮质激素是在20世纪30年代，模拟人体本身产生的激素化学结构而人工合成的。1949年Hench首次用糖皮质激素治疗类风湿关节炎获得奇效，为此，他荣获诺贝尔奖。内用糖皮质激素具有强大的抗炎作用，能够治疗多种疾病，可以有效治疗银屑病严重的非感染性炎症皮损，而且见效快，可拯救危重患者的生命。但是，它的作用广泛而又复杂，同时具有体液和电解质紊乱、感染、消化道溃疡、骨质疏松、肌病、行为异常、库欣综合征等不良反应，是一把锋利的双刃剑。在治疗银屑病上需慎重选择，必须在专科医生指导下使用，不可自行加用、减量和停用，以免造成更加严重的后果。

根据银屑病治疗指南，寻常型银屑病不主张使用内用糖皮质激素，以下为可酌情使用内用糖皮质激素的适应证：①难以控制的红皮病型银屑病；②其他药物无效或禁忌的泛发性脓疱型银屑病；③急性多发性关节病型银屑病，可造成严重关节损害者。治疗期间必须采用防止激素不良反应的药物，定时随访体检，并监测有关的实验室指标，如血糖、电解质等。

（夏萍　方栩）

随意使用内用糖皮质激素治疗银屑病有什么教训？

激素具有多样性的强大的生理功能活性，是人体不能缺少也不能过多的特殊物质。由于激素具有很强的抗炎作用，过去曾经用注射或内服激素的方法治疗炎症比较显著的银屑病并获得了立竿见影的效果，银屑病的皮疹会迅速消退。不幸的是，凡是用这种方法治疗的银屑病都会很快复发，并且病情越来越重，还失去银屑病的自然病程，夏天皮损也不消退，令人沮丧。更让医生们头疼的是，即使按照正规使用激素的方法，以逐渐减量的方法来停药，当激素减到一定剂量的时候，疾病就会反跳，对激素产生依赖性，以至于不得不又增加激素的剂量；甚至反跳时，会出现皮损脓疱，或关节炎症。在长期治疗过程中由于药物的累积作用，激素的严重不良反应随之而来，向心性肥胖的体型、满月脸、水牛背都出现了，更重要的是会产生高血压、糖尿病、胃溃疡、免疫力严重下降导致的各种感染、骨质疏松甚至股骨头坏死，最终可致残致死。这样的教训太多了！

由于银屑病是个慢性复发性疾病，长期用药使不良反应无法避免，故内服或注射激素治疗银屑病非长久可用药物，而且停药后会发生严重的反跳，加重病情，甚至还可以使寻常型银屑病转变成非寻常型的类型。因此，皮肤科学界达成共识：不使用注射或内服激素的方法治疗寻常型银屑病。

（夏萍　方栩）

为什么柳氮磺胺吡啶可以治疗银屑病？

柳氮磺胺吡啶（又称水杨酸偶氮磺胺吡啶，SASP）是水杨酸和磺胺吡啶的偶氮化合物，具有抗菌、抗炎和免疫抑制作用，其口服吸收很少，在肠内释放出磺胺吡啶，通常用于治疗炎性肠病，包括克罗恩病和溃疡性结肠炎、坏疽性脓皮病，也是类风湿关节炎有效的二线治疗药物。临床证实治疗银屑病有效，尤其是关节病型银屑病。已作为银屑病关节炎的常规治疗药物。由于在银屑病患者的皮肤中花生四烯酸水平增高，5-脂氧合酶和12-脂氧合酶活性增高，导致皮损斑块中炎症介质增多，而SASP可以抑制活性增高的5-脂氧合酶环路，使花生四烯代谢正常化，所以可以用于治疗银屑病。有人研究发现，治疗前后，这些炎症类物质都明显减少。单一治疗时，疗效比甲氨蝶呤稍差，但不良反应也较少。SASP的不良反应为胃肠道反应，偶尔可以引起血白细胞减少和急性溶血。所以服药的同时应定期随访血象，肝肾功能不全者应慎用，磺胺药物过敏者禁用。服药期间要求多喝水，以免药物结晶伤害肾脏，引起血尿，停药后能自行消失。

（张嘉珣　方栩）

口服避孕药能治疗银屑病吗，有何益处？

我科刘承煌教授自1976年9月起用复方炔雌醚、长效避孕药和氯地孕酮治疗银屑病共128例，其中以复方炔雌醚较佳，女性患者30例，结果3例基本痊愈，14例显效，10例好转，仅3例无效。1984年蒋勇华报道用长效避孕药复方炔诺酮、炔雌醚，共治疗银屑病患者18例，临床痊愈7例，好转9例，无效2例。国内曾对2743例银屑病的临床诱因进行了分析，结果发现36名在经期前后皮损加重，在24名产后发病的银屑病患者中，最短者产后1周，最长者产后1年左右，一般为10天~3月左右发病，有5名在妊娠时皮损痊愈或减轻，产后加剧。Farber和Nall调查1018名妊娠患者，发现妊娠时银屑病好转的占32%，恶化者占18%，另50%不肯定。妊娠可使银屑病皮损消失或减轻，也可使皮损加重，但以缓解者多见，大部分患者多次妊娠对病情影响规律相同，也有个别患者前后几次妊娠对本病影响各异。对于在妊娠期皮损加剧或恶化的患者，可使用长效避孕药治疗。

同时，口服避孕药可保证有规律的月经周期，而且还可控制月经开始的时间，缓解经前紧张症状，消除排卵疼痛；能提供稳定的雌激素水平，延缓衰老；降低盆腔炎和卵巢癌的发生率及宫外孕发生的可能性。此外，也要注意适应证，子宫肌瘤、乳房肿块及肝肾功能不全、心血管疾病、血栓史、高血压、糖尿病、甲状腺功能亢进、精神病或抑郁症、高脂血症患者禁用。服药期间应定期检查乳房、生殖器及做宫颈防癌涂片检查。

（颜克香　方栩）

为什么说生物制剂是生物导弹呢？

近30年来基础分子生物学、免疫学和遗传学的发展，对临床上许多疾病发病机制的认识达到了分子水平，为疾病的治疗提供了全新的策略。生物制剂是利用生物工程及基因工程技术开发的新一类药物，能针对疾病复杂的发病机制中特定的环节发挥阻断作用。根据已经了解的致病细胞和细胞因子，选择免疫反应的某一关键环节，用DNA基因重组等技术，设计定制对抗的蛋白质分子，形成分子生物制剂，靶位性地阻断免疫反应，从而达到治疗目的。这些生物制剂药品都是蛋白质大分子，因为胃肠道会把蛋白质分解为氨基酸，所以通常只能通过注射方式给药，不能口服。蛋白质成分的生物制剂进入体内后，像导弹一样作用于特定的细胞因子或细胞结合点，切断疾病的病理免疫反应，而对机体的其他组织和细胞均无影响。与之相比，传统的小分子化学药物的作用范围一般都是全身性的、多个靶位的，机体的各种组织和细胞不可避免地都会受到侵犯。因此生物制剂的毒性及不良反应要比传统的化学药物小得多，生物制剂应用的安全性和特效性显而易见，称之为生物导弹名副其实而不为过。

生物制剂先后陆续被用于治疗类风湿关节炎、强直性脊柱炎、溃疡性结肠炎、关节病型银屑病等，已取得明显的疗效，并越来越多用于其他免疫性疾病。生物制剂在科学立场上是一场革命，深入研究疾病的发病机制，开发新的生物制剂已成为当今基础研究和医药界的一个热点，将为难治性疾病的患者带来福音和希望。

（万牛　方栩）

生物制剂治疗银屑病的现状和前景如何？

银屑病由于病因不清迁延不愈，一直是皮肤科的难治疾病。现已证实银屑病是一种T淋巴细胞介导的慢性免疫炎症性疾病，淋巴细胞等免疫细胞及其细胞因子与表皮细胞、血管内皮细胞等形成相当复杂的相互作用关系。生物制剂作用于银屑病细胞免疫过程的特定环节，具有靶位特异性，安全性和耐受性超过了传统方法。

治疗银屑病的生物制剂自2003~2020年间被美国食品药品管理局（FDA）先后批准的有10多种：抑制淋巴细胞功能的阿法塞特（alefacept）和依法利珠（efalizumab）；抑制肿瘤坏死因子的依那西普（etanercept）、阿达木单抗（adalimumab）和英夫利西单抗（Infliximab）；抑制白介素12/23、乌司奴单抗（Ustekinumab）、抑制IL-17苏金单抗（Secukinumab）、拓咨单抗（Ixekizumab）和Bradalumab；抑制IL-23的特诺雅单抗（Guselkumab）和Tildrakizumab。目前我国有益赛普（国产依那西普）、英夫利西单抗、阿达木单抗、乌司奴单抗、苏金单抗、拓咨单抗和特诺雅单抗。随着分子水平的发病机制研究不断深入，针对新发现的治疗靶点，生物制剂的医药研究生产行业将会为银屑病提供更多更新更为有效的生物制剂治疗，比如目前多个小分子抑制剂的研发和临床试验正在进行。

由于生物制剂是先进尖端的设计制作技术，成本高，价格比较昂贵，是传统治疗方法（如甲氨蝶呤、阿维A、光疗等）费用的五至数十倍，对于大部分银屑病患者来说在经济上还不能承受，被称为"经济学上的毒性"。相信随着生物技术的发展，研制成本、市场价格也将随之下降。

虽然生物制剂是高科技的成果，有明显的靶向治疗的优势，为银屑病的治疗提供了更多的选择，但药物的不良反应也随着应用时间及范围的扩大而逐步显现。这主要是由于银屑病的发病机制、各种细胞及细胞因子的生物学行为等尚未完全阐明，在规范的临床试验研究和上市后长期的监测分析中已经发现生物制剂有发生感染、肿瘤、肝脏受损、其他免疫性疾病或其他系统（心血管、神经系统、血液系统等）疾病的倾向。最突出的例子是依法利珠，就是因为应用近5年后发现有严重不良反应，有患者因进行性多发性脑白质病而住院，甚至死亡。鉴于该病为严重的有生命危险的中枢神经系统的感染性疾病，依法利珠2008年在美国、欧盟被叫停。此外，由于生物制剂多为人源化、人-动物源化产品，因此存在一定的免疫原性和抗原性，在使用中可能出现过敏反应。

关于生物制剂的临床应用，各国都有详细严格的共识或指南，被要求用于常规治疗无效或无法使用常规治疗的患者。很多发达国家有全国联网的生物制剂应用和不良反应记录，因此能及时分析资料发现问题，提请有关部门重视决策。最后，生物制剂同样无法解决停药后的复发问题，因此有待基础理论更深入的研究和临床的进一步观察。

（万牛　方栩）

TNF-α 抑制剂适合治疗哪种类型的银屑病？

银屑病发病机制尚不清楚，研究发现银屑病患者皮损、血清、关节腔或细胞培养上清液中肿瘤坏死因子-α（TNF-α）的水平明显升高，经治疗后会有不同程度的下降，且银屑病患者病情严重程度与TNF-α血清浓度相平行，提示TNF-α在银屑病发病机制中有重要作用。目前在国内上市的TNF-α抑制剂主要包括益赛普（重组人II型肿瘤坏死因子受体-抗体融合蛋白，即国产的依那西普）、英夫利昔单抗和阿达木单抗。

依那西普最先被批准用于类风湿关节炎，2004年美国食品与药品管理局（FDA）增加"斑块型银屑病"为其第5个适应证，这是第一个被批准用于银屑病的TNF-α抑制剂。益赛普的使用方法为皮下注射，每次25~50mg，每周2次，在国内进行的随机双盲对照临床试验中，治疗12周后，以银屑病面积严重度指数改善75%（PASI75）为指标，用益赛普的患者有76%达到这一标准，而用甲氨蝶呤的患者仅44%达到这一标准。益赛普在我国应用于关节病型银屑病治疗已有数年，疗效肯定，2012年国家食品药品管理局批准了益赛普治疗中重度斑块型银屑病的适应证。

英夫利昔单抗（商品名类克）也是一种抗TNF-α的鼠-人嵌合单克隆抗体，由鼠IgG的Fab段与人类IgG的Fc段部分嵌合组成，能与可溶性及细胞膜表面的TNF-α结合阻断TNF-α与细胞表面的TNF受体P55和P57蛋白结合，使TNF-α丧失生物活性。美国FDA在2006年批准该药用于治疗银屑病。推荐剂量：5mg/kg，静脉滴注，给药时间为0、2、6周，以后每8周1次。国内的多中心、随机、双盲、安慰剂对照评价英夫利西单抗治疗中度至重度斑块型银屑病的临床试验研究得到了很好的结果，每次按每公斤体重5mg的用药量，静脉滴注，经3次治疗后，第10周评价疗效PASI改善50%、75%和90%的患者比例分别为94%、81%和57%，同时测定的患者生活质量指数显示改善了77.9%。

阿达木单抗（商品名修美乐）是一种抗TNF-α的全人源性IgG_1单克隆抗体，作用机制与类克相同，使用方法为皮下注射。推荐剂量：起始剂量80mg，第2周40mg，以后每两周40mg。临床适应证主要为类风湿关节炎、强直性脊柱炎、银屑病和克罗恩病等17种疾病。阿达木单抗于2003年1月首次在美国上市，随后相继在德国、英国和爱尔兰获准上市，2008年获得美国FDA批准，中国国家食品药品监督管理总局（CFDA）已于2017年批准修美乐（阿达木单抗注射液）用于成年中重度慢性斑块型银屑病患者。评估中国中重度慢性斑块型银屑病患者使用阿达木单抗的安全性和有效性的Ⅲ期研究中，在第16周时，87.4%的患者达到了PASI75应答，70%的患者达到了PASI90应答，阿达木单抗治疗组中，13.3%的患者实现了皮损完全清除。

上述3种TNF-α在临床应用中的不良反应主要包括靶位相关和制剂相关两种：①靶位相关的不良反应主要是感染、肿瘤、心力衰竭、脱髓鞘性病和系统性红斑狼疮（SLE）；②制剂相关的不良反应最常见的为局部注射反应，但也最容易得到控制。伴有活动性肿瘤、活动性肺结核、严重感染和败血症的患者禁用TNF-α，伴有轻度充血性心力衰竭、慢性感染和携带HIV的患者尽量避免使用TNF-α。由于结核在我国发病率较高，所以在使用TNF-α抑制剂治疗前，必须除外结核感染，筛查和预防性治疗隐形结核可以明显减少结核的发生和复发。

银屑病是免疫介导的慢性、复发性、系统性炎性皮肤疾病，除了标志性的皮损外，多种系统性共病也为患者的生活带来了严重的负面影响。常见的银屑病共病包括银屑病关节炎、高血压、心血管疾病、肥胖、代谢综合征、克罗恩病、溃疡性结肠炎、抑郁等。在中重度银屑病患者中，不仅皮损部位的促炎细胞因子水平升高，在血液中同样如此，促炎细胞因子的系统性增高可促进机体产生慢性亚临床炎症，银屑病常见共病与之密切相关。肿瘤坏死因子-α抑制剂不仅可有效改善银屑病关节炎、抑郁、心血管事件等银屑病常见共病，在改善代谢综合征、炎症性肠病、肝肾损害方面，同样具有丰富的循证依据。其治疗银屑病作用全面，相关研究证据等级高，可有效控制多种银屑病共病，为银屑病患者带来更多获益。

白介素17（IL-17）抑制剂治疗银屑病的疗效如何？

研究发现，银屑病皮损中存在大量Th17细胞，这些细胞和中性粒细胞、肥大细胞共同组成了银屑病中IL-17A的主要来源。IL-17A是一种重要的炎症因子，可显著增强皮肤中角质形成细胞的增殖能力，吸引中性粒细胞，诱发银屑病局部的免疫反应，基于IL-17通路在银屑病发病中的重要作用，IL-17A是银屑病治疗中的一个非常关键的靶点。

2019年是中国银屑病生物制剂治疗的元年，共有3种针对IL-17A通路的单抗在中国国内上市，分别为靶向IL-17A的司库奇尤单抗（可善挺）、依奇珠单抗（拓咨）和阻断IL-17RA的brodalumab。在前期的临床试验和真实世界研究中，IL-17抑制剂表现出起效快、疗效确切、安全性良好的特点，三者均可有效地减轻中重度斑块型银屑病患者皮损，显著改善患者生活质量，常见的不良反应包括注射部位反应、上呼吸道感染、瘙痒、荨麻疹、头痛等。目前，可同时中和IL-17A和IL-17F的bimekizumab单抗也处于临床前研究阶段。

司库奇尤单抗（可善挺）是全人源的抗IL-17A单克隆抗体，在同类产品中第一个获美国食品药品管理局（FDA）批准用于治疗中重度斑块型银屑病（2015年），2016年获批治疗关节病型银屑病。推荐剂量是每周1次皮下注射300mg，连续5周后，改为每月1次注射300mg。Ⅲ期临床试验中，接受司库奇尤单抗治疗16周后，87%患者皮疹消退面积达到90%，2019年3月，司库奇尤单抗在中国银屑病患者中进行的随机、双盲、安慰剂对照临床研究数据在美国皮肤病学会（AAD）大会上公布，近九成接受300mg司库奇尤单抗治疗的患者在治疗开始后第3周即出现皮损迅速缓解，在16周内达到皮损清除或几乎清除。

依奇珠单抗（拓咨）是人源化的IgG$_4$单克隆抗体，与IL-17A有很高的亲和性，2016年获FDA批准用于中重度银屑病的治疗。依奇珠单抗的给药方案为首剂160mg，随后每2周给药80mg，12周后的长期维持方案为每4周给药80mg。Ⅲ期多中心随机、双盲安慰剂对照研究中，拓咨治疗1周，皮损平均改善超过30%，患者瘙痒症状显著改善，治疗2周，即有23%患者皮疹消退面积达到75%。在一项日本人群中开展的多中心、Ⅲ期临床研究中，16周拓咨治疗后，同样有87%患者皮疹清除面积达90%，40%患者皮疹清除面积达100%。

brodalumab是一种人源性的IL-17RA受体单克隆抗体，2017年获美国FDA批准用于治疗中重度斑块型银屑病。推荐剂量：皮下注射210mg每周1次，连用3周后改为每2周注射1次。在随机双盲安慰剂对照的Ⅲ期临床试验中，接受brodalumab治疗的银屑病患者80%达到了75%的皮疹清除，显著高于安慰剂组及乌司奴单抗治疗组，一篇纳入54个临床研究的Meta分析显示，采用每2周1次210mg brodalumab的治疗方案时，银屑病皮疹消退的效果明显优于阿达木单抗、阿普斯特、依那西普、英夫利西单抗、司库奇尤单抗以及乌司奴单抗。在安全性方面，brodalumab被认为有潜在加重患者自杀的风险，但这一观点尚存在争议。

IL-17抑制剂在治疗银屑病治疗中体现出快速、持久的疗效及安全性，尚需在未来的临床应用中，特别关注其长期应用的安全性，并不断探索该类药物用于治疗特殊类型银屑病以及银屑病共患疾病的疗效。

靶向IL-23的生物制剂在银屑病治疗中疗效如何？

银屑病的生物制剂治疗已经进入以白细胞介素（interleukin，IL）为治疗靶点的时代，IL-23是银屑病致病核心通路IL-23/Th17轴的调控因子，是银屑病皮肤炎症的中央协调者，驱动致病性T细胞中IL-17A、IL-17F、IL-22和其他炎性细胞因子的扩增和稳定化，在银屑病致病过程中起关键作用，IL-23有两个亚基，p40和p19的信使RNA已被证实在银屑病皮损中的表达高于正常皮肤，因此，靶向于银屑病这一免疫发病环节的治疗，一直是生物制剂研发的热点。

乌司奴单抗是全人源单克隆抗体，仿制成人体中细胞因子IL-12和IL-23中共有的亚基p40，从而阻扰了人体内原有细胞因子IL-12和IL-23的作用，使得IL-12和IL-23-作为第三信号介导CD_4^+ T细胞的活化以及分化无法实现，因此通过中断与斑块型银屑病病理相关的信号和细胞因子的级联反应，达到了治疗银屑病的目的。2009年在英国和美国被国家药物管理的相关部门批准用于成人的中重度斑块状银屑病。由于药物半衰期长达3周，治疗为皮下注射，在第一次和4周后第二次治疗后，只要每间隔12周注射1次，因此比较方便。国内采用规范的多中心、随机、双盲、安慰剂对照的Ⅲ期临床研究，乌司奴单抗45mg皮下注射，2次治疗间隔4周，12周时评价乌司奴单抗在中国人群中治疗中重度银屑病的疗效和安全性，结果治疗组PASI75（银屑病皮损面积严重度评分改善75%）的比例占82.5%，而对照组仅为11.1%。治疗组PASI50和PASI90的比例分别占91.3%和66.9%；在第16周（第2次治疗后第12周）再次注射45mg乌司奴单抗后，

PASI 50、PASI 75和PASI 90的患者比例继续上升，至24周左右达到最高并且维持到第28周。乌司奴单抗能较高疗效地治疗银屑病，北美、欧洲、亚太的研究结果相似。关于安全性的评价是有不良反应，包括局部注射的红肿瘙痒等刺激症状，但和对照组比较没有统计学的明显差别；另外感染、恶性肿瘤、心血管疾病、血液系统改变的也有报道。因此目前认为乌司奴单抗的效益风险预测较好，但仍需长期监测其不良反应。

古塞奇尤单抗是选择性靶向IL-23p19亚单位的全人源单克隆IgG1抗体，作为全球首个靶向银屑病发病核心通路调控因子IL-23的生物制剂，2017在美国食品药品管理局（FDA）首次获批，用于治疗中重度斑块型银屑病成人患者，早在2018年就被列入了《第一批临床急需境外新药名单》，2019年年底在我国获批。古塞奇尤单抗用法简单，全疗程注射次数少，诱导期全年只需注射8次（治疗第0周、第4周分别给药1次，之后每8周给药1次）。第一个Ⅲ期临床试验（VOYAGE）证实，古塞奇尤单抗100mg（0周、4周、8周1次，共52周）治疗银屑病，相比于标准剂量的阿达木单抗更有优势，16周即有73.3%的患者达到90%的皮损清除，且能维持更长的皮疹清除时间，在VOYAGE 2试验中，使用古塞奇尤单抗治疗4年，仍有80%的患者能维持PASI90应答，约50%的患者能够皮损完全清除持续4年，值得一提的是，该试验中还设计了撤药试验，恢复给药20周后，80.4%的古塞奇尤单抗撤药患者达到PASI90和基线水平，表明古塞奇尤单抗在停药之后的重启治疗中仍然能够维持较好的疗效。常见的不良反应包括上呼吸道感染、咽炎、头痛，3年安全性数据表明，长期接受古塞奇尤单抗治疗不增加恶性肿瘤的发生率，胃肠道严重不良事件发生率很低，且不随时间增加，无炎症性肠病加重或新发病例报道。

小分子生物制剂治疗银屑病的药物有哪些？

从2003年第一个生物制剂获得美国FDA批准用于银屑病的治疗，至今已历时15年，过去几年在银屑病发病机制的基础研究中发现，除了免疫细胞的淋巴细胞主导发病机制，皮肤本身的角质形成细胞不仅是受伤的组织，还同时参与了免疫反应的发生，促使病情持续发展。这些研究结果所确定靶点推动了新型抗银屑病药物的研发。同时结合临床应用使研究侧重于更为便捷、安全的治疗方法、给药途径以及药物耐受性，针对与银屑病发病有关的酶和信号传导的小分子生物制剂顺势而为，为患者提供了一种新的治疗选择。目前已在进入临床研究的小分子生物制剂主要包括：磷酸二酯酶抑制剂（PDE4）、Janus激酶（JAK）抑制剂、蛋白激酶C（PKC）抑制剂和其他一些小分子抑制剂。

阿普斯特是一种口服的小分子磷酸二酯酶抑制剂（PDE4），主要抑制细胞内信号传导的第二信使换磷酸腺苷（cAMP）的降解，从而产生抗炎作用，2014年已被美国食品药品监督管理局（FDA）和欧洲药品监督管理局（EMA）批准治疗银屑病和银屑病性关节炎。2015年的一项III期随机对照临床试验显示，治疗16周，阿普斯特组银屑病面积及严重程度评分改善75%（PASI75）的患者占33.1%，治疗52周时，仍有80%的患者仍可达到PASI75，不良反应主要为头痛、恶心和腹泻。

托法替尼（tofacitinib）是一种口服的JAK抑制剂，选择性抑制细胞信号分子JAK1和JAK3，使细胞因子受体信号沉默，从而抑制免疫细胞激活和炎症反应。2012年11月6日，美国食品药品监督管理局（FDA）通过危险评估和减轻策略（REMS）批准了tofacitinib用于治疗成人活动期及甲氨蝶呤反应不佳的中重度类风湿关节炎。该药已完成治疗银屑病III期临床试验，12周后有66.7%患者达到PASI75，主要不良反应为感染。国内于2014年进行了多中心、随机、双盲、安慰剂对照的III期临床试验，也取得了较为满意的效果，且耐受性良好。

令人鼓舞的是，研究抗银屑病治疗的小分子制剂药物日益增加，同时平均治疗费用较目前的生物制剂明显下降，为患者采用个体化方案提供了更多的治疗选择。据报道由于PDE4抑制剂和JAK抑制剂的作用靶点是皮肤角质形成细胞，目前已被试用于外涂以治疗斑块型银屑病。

（韩凌　方栩）

什么是银屑病的封闭疗法？

银屑病的封闭疗法即为药物静脉封闭，可阻断恶性刺激，对神经系统有保护作用，并能产生微弱而温和的良性刺激，使神经系统恢复正常功能。分为大静封和小静封：普鲁卡因50mg及维生素C 500mg溶于蒸馏水20ml中静脉推注（小静封）；或普鲁卡因每天4~8mg/kg，维生素C 1~3g，溶于生理盐水300~500ml中静脉滴注（大静封）。每天1次，10次一疗程。在银屑病的发病中，早已发现精神心理应激可以促发或加重银屑病，现在实验室证实其生化和免疫的基础是皮肤内感觉神经释放的神经肽引起局部神经源性炎症反应而促发银屑病，因此，此方法可用于发病与神经精神有关者或剧痒者银屑病患者的治疗，但使用前应先做普鲁卡因皮试，同时注意对磺胺过敏者慎用此法。

（颜克香　方栩）

中医药如何辨证治疗银屑病？

中医药治疗银屑病已有上千年的历史，在中医文献《黄帝内经》等古籍中对银屑病均有"白疕""蛇虱""松皮癣"的论述，如《医宗金鉴》中记载："生于皮肤，形如疹疥，色白面痒，搔起白皮，由风气客于皮肤，血燥不能荣养所致。"此段文字生动地记载了银屑病的临床表现和病因病机。

目前银屑病的中医辨证论治各家分型较多，综合可分为以下几型。

（1）血热型　多见于银屑病进行期，表现为皮损焮红，皮疹不断增多，瘙痒剧烈，露滴现象明显，有同形反应，常伴心烦、失眠、口干渴、大便干结、小便短赤、舌红苔黄，脉滑数。治宜清热凉血解毒。常用清营汤和治癣汤加减，如水牛角、丹参、白花蛇舌草、虎杖、生地黄、玄参、蒲公英、丹皮、紫草、白鲜皮等。

（2）血瘀型　多见于病程较长，反复发作的寻常型银屑病，亦见于关节病型银屑病。表现为皮损暗红、肥厚，鳞屑较厚，或伴关节活动不利，面色晦暗。舌暗红，可见瘀点瘀斑，脉涩。治宜活血化瘀润燥。常用血府逐瘀汤加减，如桃仁、红花、丹参、三棱、莪术、玄参、麦冬等。

（3）湿热型　湿为阴邪，其性黏滞，难以速去。故此型多见于缠绵难愈者，亦见于掌跖脓疱型银屑病。表现为皮肤潮红肿胀，红斑上可见脓疱，皮损多发于掌跖和下肢，遇阴雨天病情往往加重。伴体倦乏力、纳呆、便溏、舌红，苔黄腻，脉滑数。治宜清热利湿解毒。常用散风苦参汤加减，如川草薢、黄柏、白鲜皮、生苡仁、土茯苓、金银花、车前草、白花蛇舌草等。

（4）火毒型　多见于红皮病型银屑病。表现为全身皮肤弥漫潮红，常伴发热、口干渴、心烦失眠、大便干结、小便黄。舌绛红，苔黄，脉滑数。治宜泻火解毒凉血。常用黄连解毒汤和五味消毒饮加减，如水牛角、生地黄、赤芍、丹参、丹皮、生石膏、大青叶、紫草、公英、白花蛇舌草等。

（5）血虚型　此型相当于缓解期银屑病，病情稳定，皮损为钱币状，或环状，或地图状，鳞屑逐渐消退，皮肤干燥，伴口干舌燥。治宜养血滋阴润燥，常用当归饮子加减，如当归、熟地、鸡血藤、川芎、沙参、麦冬、乌梅等。

（6）脓毒型　相当于泛发性脓疱型银屑病，皮损泛发全身，损害上有密集针头或米粒大小脓疱，表面有不典型银屑病鳞屑，同时伴有发热、关节疼痛和肿胀，治宜清热解毒化湿、活血通络。常用龙胆泻肝汤和消毒饮，如玄参、土茯苓、苦参、地肤子、威灵仙和蜂房等治疗。

（7）肝肾阴虚型　此型多见于老年患者，皮损干燥脱屑，基底红，白色鳞屑较厚，瘙痒严重，常伴头晕、乏力、腰酸背痛、面色萎黄、口干舌燥，舌红少苔，脉细数。常用杞菊地黄汤和二至丸加减，如枸杞、生地、山茱萸、泽泻、茯苓、丹皮、女贞子等。

（8）冲任不调型　此型发病多与内分泌功能紊乱有关，女性常有月经不调或经期发病严重，男性常有阳痿滑泻。可用二仙汤和四物汤加减，如仙茅、仙灵脾、黄芩、黄柏、知母、当归、赤芍、生地等。

（9）风热型　此型常表现为上呼吸道感染、扁桃腺炎或慢性咽炎与银屑病的发病和病情的加重有显著关系，临床表现为点滴状损害，治宜疏风清热解毒，可选用银翘散和消风散加减，如银花、连翘、桑叶、菊花、牛蒡子、蛇蜕、僵蚕以及大青叶、板蓝根等。

（10）风寒型　此型发病和病情加重常与季节有关，表现为冬重夏轻，皮损红斑色淡、脱屑增厚，瘙痒等。治宜祛风散寒活血，可用麻桂桃红四物汤加减。

银屑病的临床和症状千变万化，许多文献报道的各种经验方和有效方，仅是以上中医证型和方药的演变和延伸。关键是正确辨证施治，坚持治疗，患者就能达到较为满意的效果。

（潘祥龙）

为什么中医学常用活血化瘀方法治疗寻常型银屑病？

随着西医学对微循环障碍在疾病中影响的研究，以及中医学对银屑病病因病机认识的不断深入，人们逐渐地注重血分的变化，其中最有代表性的是血热、血瘀、血虚三种中医分型，主要采用理血法，即清热凉血、养血润燥、活血化瘀为治疗银屑病的基本原则。大量的临床实践证实：理血法在治疗银屑病的过程中起着举足轻重的作用，其中活血化瘀是理血法治疗银屑病的核心。

现代研究发现：银屑病患者均有不同程度的血液流变学的改变，表现为"浓、黏、凝"的特性；甲皱襞或真皮层毛细血管不规则弯曲增生、血管襻变短，使得皮损出现点状出血现象。这些相当于中医的瘀血证，与中医临床所见银屑病肌肤甲错、舌质紫暗或有瘀血症状相吻合。因此，活血化瘀应贯穿于银屑病治疗的始终。常用活血化瘀中药有丹参、桃仁、红花、三棱、莪术、赤芍等，可以降低血液黏稠度，改善微循环。清代王清任等名医有"血热、热毒煎熬成瘀""久病有瘀"和"活血养血祛风"的论述。因此在银屑病的中医治疗中，无论血热、血瘀或血虚证，均需要有活血化瘀药物。

运用活血祛瘀法治疗时，还需在"久病多虚"时，酌加熟地、首乌等补益阴血药。年老体虚者，可酌加党参、白术以补气，也可以增强机体免疫力。某些活血祛瘀药可能有降压作用，故血压较低的患者应慎用。

（潘祥龙）

如何应用中医理血法治疗银屑病？

历代中医对理血法在各种疾病中的应用和论述有很多真知灼见，至今对银屑病的治疗具有指导意义。根据银屑病的病理、病症，应在治疗中重用活血化瘀药。在临床上，针对不同的诱发因素、皮损病状、病期阶段，辨证施治采用理血三法，即清热凉血、养血润燥、活血化瘀，各有侧重，酌情加用清热解毒、养血祛风等中药，往往能收到事半功倍的效果。

（1）强调清热凉血 血热可以是感受外因（风、寒、暑、湿、燥、火）、七情内伤、饮食不调等多种因素引起。中医学认为各种内外致病因素可以引起气机壅滞，进而郁久化热、热入血分、客于肌肤。相当于西医学认为呼吸道感染、精神情绪改变以及饮食等因素可以诱发银屑病或使病情加重。无论是寻常型银屑病，还是关节型、脓疱型、红皮病型银屑病，或在进行期均可出现血热症状。见皮损焮红，皮疹不断增多，伴心烦、口干渴、大便干结、小便短赤，舌多为鲜红或绛红，脉滑数。治疗在辨证的基础上选用清热凉血药物，如水牛角、丹参、丹皮、赤芍、生地、紫草等。

（2）兼顾养血润燥 中医学认为血虚可以是机体先天禀赋不足、久病营血亏虚、生风生燥、肌肤失养而成。相当于西医学认为银屑病与遗传家族史、机体免疫功能紊乱及患病史长有一定关系。临床上银屑病病情迁延顽固难愈、体质较弱，红斑色淡，银白色脱屑疏松、丰富、容易脱落，并伴有不同程度的瘙痒。治疗上常采用养血祛风滋阴润燥之品，如当归、熟地、鸡血藤、川芎、沙参、麦冬等。

总之，辨证施治用理血法贯穿于银屑病治疗的始终多有较好的疗效。

（高文澜　潘祥龙）

如何用中医药浴与熏蒸治疗银屑病？

中医药浴是中医治疗疾病的常用方法之一。银屑病的临床发病具有冬重夏轻的特点，冬季寒冷干燥，人体皮毛肌肤腠理闭塞，气血凝滞，皮损瘙痒、脱屑加重。通过中医药浴热气熏蒸和药物作用，可滋润肌肤、活血理气，病邪外泻。传统的中医药浴是将中药煎熬后，擦洗或浸泡全身及局部病变处。目前还有使用中药蒸汽熏蒸舱治疗的方法，临床观察发现其治疗银屑病比药浴更为有效。

具体方法是采用特制的中药熏蒸舱，中药煮沸后通过管道将蒸汽送入舱内，患者暴露全身皮肤坐进舱内，头部在舱外，蒸汽熏蒸30分钟，水温或蒸汽温度控制在45℃左右。药性直接作用于全身患处，活血理气，病邪外泻；蒸汽使皮肤干燥得以滋润，皮屑脱落。尤其适用于进行期、皮损范围大的银屑病患者。根据病情与患者体质，每天1次，10~20天为一疗程。中医药浴和中药熏蒸可以避免全身外用激素类药物的不良反应，是一种疗效好、不良反应少的辅助治疗方法，可使病情稳定。

中医学认为银屑病的病机为病邪侵袭，郁于肌肤，治疗采用活血祛风解毒原则。中医药浴和中药熏蒸常用方药有活血化瘀的当归、川芎、丹参、王不留行；活血祛风的红花、槐花、凌霄花；清热解毒的土茯苓、白鲜皮、地骨皮、秦皮；祛风止痒的苦参、地肤子、蛇床子等，可根据临床表现进行加减。

患者在药浴和熏蒸时应注意以下几点：①中药水温或蒸汽温度控制在45℃左右，熏蒸时间不宜过长，以防患者高温下脱水，熏蒸后应饮用一些茶水，补充出汗时丧失的水分；②饱餐后或饥饿时均不宜药浴和中药熏蒸，因为饱餐后体表血管扩张，使胃肠道血液循环减少，食物消化和吸收会受到影响，而饥饿时常可以引起头晕乏力，严重时可出现低血压、低血糖引起昏厥；③老年或伴有高血压、心血管疾病的银屑病患者，也不宜应用本法，闷热高温可诱发心血管疾病或脑血管意外。

（俞利靓　潘祥龙）

治疗银屑病的中成药有哪些?

中成药是以中草药为原料,经加工制成各种不同剂型的中药制品,有片剂、胶囊、糖浆、丸剂、冲剂等,具有携带、服用方便的优点,易被患者所接受。治疗银屑病的中成药很多,在治疗上各具特色,应用时需辨证给药,同时应避免药物的毒性及不良反应。

雷公藤或昆明山海棠(片剂、多苷、糖浆)属同科目植物,适用于泛发性地图状、脓疱型、关节病型银屑病。经实验证明,雷公藤有抗炎与免疫抑制作用,能抑制银屑病的细胞增生。中药学记载雷公藤有清热解毒、杀虫、活血化瘀作用。雷公藤有损伤肝肾功能、破坏精子和白细胞降低的不良反应。

复方青黛胶囊(丸)由青黛、白芷、紫草、丹参等药物组成,具有清热解毒、活血化瘀、祛风止痒等功效,见效快,有效率高,尤其适用于进行期银屑病(血热型)患者。长期服用可影响肝肾功能、引起胃肠道症状和消化道出血。

郁金银屑片是由多种清热活血中药制成,具有清热凉血、活血化瘀、养血祛风、软坚散结之功效,临床上疗效确切,对进行期与静止期银屑病有效,并且其有效性不受皮损形态的影响。

消银胶囊具有清热凉血、养血润燥、祛风止痒之功效,适用于血热风燥型和血虚风燥型银屑病。部分患者服用后可有胃肠道不适。

银屑灵主要成分为白鲜皮、苦参、土茯苓、金银花、蝉蜕、生地黄等,具有祛风燥湿、清热解毒、活血化瘀之功效。常用于银屑病的稳定期。部分患者服用后也有胃肠道不适。

虽然中成药方便易用,具有一定效果,但其毒性及不良反应应避免。不宜服用时间过长,应在医师指导下服用。

(李超　潘祥龙)

为什么雷公藤能有效治疗银屑病？

雷公藤包括昆明山海棠、苍山雷公藤、东北雷公藤，以前主要用其毒性来杀虫，同时最早被用来治疗麻风反应，应用中发现对关节炎有效。20世纪60年代起研究去皮的根木质部，发现有强大的抗炎、免疫抑制、抗肿瘤、抗生育等多种药理作用。雷公藤的去皮根或带皮根，经不同的化学提炼加工，合成多种口服制剂，如昆明山海棠片、雷公藤多苷片、三藤糖浆、雷公藤片（黄石）、火把花根片等，被广泛地应用于难治的类风湿性关节炎、肾病综合征、红斑狼疮、皮肌炎、大疱性皮肤病等，同样对各型银屑病也有显著的疗效。

雷公藤主要抗非感染性的炎症，银屑病的红斑、脓疱、关节炎就是属于这一类炎症。动物实验证实，雷公藤的抗炎作用与糖皮质激素相当，但作用环节少于激素，故对机体抵抗力的损伤小于激素；其次，雷公藤的免疫抑制作用环节是抑制T辅助细胞，与银屑病的免疫病理机制相符；第三，雷公藤的抗肿瘤作用能抑制银屑病的细胞增生；此外，从中医角度来看，雷公藤有活血化瘀作用，恰针对银屑病皮损中的血瘀现象。

1978年福州皮肤病防治所首次报道了雷公藤治疗银屑病100例的临床观察，有效率61%，同时关节症状也减轻。现今已被皮肤科医生广泛应用，尤其对关节病型和脓疱型的疗效常与激素相似，这样避免或减少了激素的使用。

雷公藤在临床使用多年不衰，始终有实验室热衷于雷公藤的研究，至今已分离出包括二萜、三萜、倍半萜、生物碱及苷类等300多种有效成分，其中二萜的雷公藤甲素（又名雷公藤内酯醇）被研究较多，从分子水平来证实其免疫药理的作用机制。研究目的在于，使有效作用得以保持，而尽量去除不良反应。

（颜克香　方栩）

雷公藤治疗银屑病应注意哪些方面？

各种临床研究表明雷公藤对寻常型、关节病型、脓疱型银屑病均有较好的疗效，但由于雷公藤的治疗剂量与中毒剂量很接近，因此在使用过程中要注意其引起的毒性及不良反应，常见的有消化道和皮肤黏膜的反应，如恶心、胃不适、腹痛、腹泻、口腔溃疡、脱发、易晒黑等，此外还可引起白细胞、血小板等血细胞减少。大剂量或长期服用可引起主要脏器损害，以心、肝、肾病变明显，如心电图出现房室传导的改变、转氨酶升高、尿蛋白出现等。长期服用可导致男性精子数量减少以至消失、精子活力下降甚至死精、睾丸缩小；女性可出现月经紊乱、闭经等。当损伤是早期或轻度时，这些损害是可逆的，停药数月后可恢复；但当损伤严重时，恢复较慢，甚至难以恢复。已有数例过量或长期服用引起肝坏死和（或）肾功能衰竭而死亡的报道。故应严格掌握适应证，年老体弱者和育龄期的妇女慎用，在使用中要经常复查血、尿常规，肝肾功能及心电图。

（颜克香　方栩）

中药补骨脂治疗银屑病有何功效？

中药补骨脂具有温肾行气活血、发散走表之功，《本草纲目》认为补骨脂还能"治风虚冷，逐诸冷痹阻"。补骨脂通过温肾健脾、行气活血、发散走表，使皮肤气血得充，同时人体正气充足，邪不可侵，利于疾病的康复。

应用补骨脂内服配合配合紫草、赤芍、玄参等，可治疗血热证型的银屑病；配合三棱、莪术、当归等，可治疗血瘀证型的银屑病；配合熟地、首乌等，可治疗血虚证型的银屑病。同时补骨脂外用治疗银屑病也有显著疗效，常用补骨脂30g加入75%乙醇浸泡7昼夜，取浸泡液外涂银屑病皮损，具有显著效果。

补骨脂用于治疗银屑病等皮肤病的疗效已得到现代研究的证实，越来越多的研究证明补骨脂的提取物、衍生物治疗多种皮肤病疗效显著。补骨脂素的衍生物（8－MOP）口服后，皮肤中的药物浓度最高，并能有选择性地到达皮损部位，配合紫外线光照，可使银屑病的皮损得到有效缓解。补骨脂素联合长波紫外线照射（PUVA）治疗银屑病已有30多年的历史，口服或外用8-甲氧补骨脂素后皮肤对紫外线的敏感性得到增强，临床两者结合治疗效果理想。因此，中药补骨脂配合紫外线光照或日光照射是治疗银屑病的一种比较有效的治疗方法。

（王洁蓉　潘祥龙）

为什么要慎用含砷、汞剂的药物？

中医学认为，砷、汞等金属类药物有杀虫解毒、镇静抗肿瘤的功效，用于痈疽溃疡、肿毒疥癣、蛇毒咬伤、惊痫癫狂等病证。外用能与蛋白质结合，杀灭微生物，对人体组织也有收敛、刺激和腐蚀的作用。由于砷、汞有毒，中药用量十分谨慎。随着科学的发展，不仅越来越了解它们的毒性，而且有效无毒的药物越来越多，砷、汞等金属类药物早已被摒弃。但是，银屑病属顽固难治之症，利用患者求医心切的情绪，很多人打出"祖传秘方"的旗号用砷、汞等金属类药物治疗银屑病。应该知道，银屑病病因不清，病程慢性，容易反复发作，目前还没有完全根治的方法，药物治疗需要较长时间，经常使用含砷、汞的药物容易在体内积蓄中毒。有些患者在使用某些含砷的药物数年后发生癌变时，即使血砷检测阴性，也不能排除砷中毒所为。

使用砷剂造成白血病、皮肤鳞癌、进而内脏转移，以及砷角化症的临床报道越来越多。汞吸收后可导致牙齿脱落、四肢麻木及手震颤等神经损害。为一时的皮损改善，付出重要脏器中毒，甚至生命的代价，是很不值得的。由于这类药物的毒性及不良反应出现时间较晚，因此在银屑病治疗过程中要慎用含砷、汞的药物。含砷的中药主要有雄黄、雌黄、砒石、砒霜，此外还有白降丹、红升丹等。含汞的中药主要有轻粉、粉霜、银朱、朱砂、白降丹、红升丹、红粉等。

（颜克香　方栩）

如何综合治疗银屑病才更有效？

银屑病是一种多基因遗传性疾病，在遗传素质的基础上，涉及感染、外伤及精神压力等多种诱发因素，并与代谢障碍及免疫功能紊乱有关。因此，除了治疗药物的选用和序贯策略外，还要针对患者个体的病情状况，相应地采取综合治疗才会更有效果。

（1）一般治疗　首先应去除一切可能的诱发因素，如采用抗感染治疗去除感染因素、避免不必要的外伤、解除患者的心理压力等；始终保持轻松乐观的精神状态、遵守正常的生活作息时间、中医药的全身调理等，对治愈疾病是大有裨益的，不可忽视。

（2）外用药物疗法　选用合适的外用药物，原则上进行期皮损宜用缓和及少刺激性的药物，静止期和退行期可外用浓度稍高的外用制剂，但应从低浓度开始应用，逐渐增加药物的浓度。

（3）内用药物疗法　传统的有普鲁卡因加维生素C静脉封闭疗法。维A酸对各型银屑病均有较好疗效，但应注意其不良反应如皮肤黏膜干燥脱屑、脱发、暂时性肝功能受损、可逆性高血脂及致畸等。对继发于上呼吸道感染及扁桃体炎者，可早期给予抗生素，不仅去除诱发因素，而且已证实其有免疫抑制的抗炎作用，因此效果较好。细胞毒性药物如甲氨蝶呤等对银屑病有疗效，但不良反应大，除了谨慎使用外，配以具有免疫调节和保肝解毒作用的白芍总苷，有协同治疗功效。糖皮质激素仅用于红皮病型、脓疱型及关节病型银屑病患者。中医中药方面，以活血化瘀为主要治则，针对不同的诱发因素、皮损病状、病期阶段，辨证施治酌情加用清热解毒、养血祛风等中药。此外，亦可用雷公藤、复方青黛丸、郁金银屑片等中成药，同样要注意其适应证和不良反应。

（4）物理疗法　光疗、光化学疗法、矿泉浴及煤焦油等均可选用。

总之，银屑病患者皮损局限者可单独外用药物辅以一般疗法；皮损广泛者宜同时给予外用药物疗法联合内服药物疗法及一般治疗的综合方案，这样可显著提高疗效。

（夏萍　方栩）

脸部皮疹的用药和其他部位一样吗？

银屑病在急性进行期时，面部常可出现皮损，大多呈点滴状或指甲大小浸润性红色丘疹或红斑，有的呈脂溢性皮炎样，偶有分布如蝶形，类似于红斑狼疮。由于面部皮肤角质层较薄，处于暴露部位，不可用过于刺激的药物，如角质剥脱作用较强的药物，应避免用光敏药物和易着色药物。应用糖皮质激素易产生局部皮肤色素沉着、萎缩、毛细血管扩张、感染、激素依赖等不良反应。

推荐应用维生素 D_3 衍生物如萌尔夫软膏（他卡西醇）和钙调神经磷酸酶抑制剂（他克莫司、吡美莫司）治疗面部银屑病。他卡西醇是同类药物中对皮肤刺激性最小的，因此成为治疗面部银屑病的选择。这类药物有调节表皮细胞和免疫的作用。临床证实他卡西醇用于面部有效、安全，且无激素不良反应。他克莫司和吡美莫司有强大的抗炎和免疫抑制作用，其与淋巴细胞内钙调蛋白竞争性地与钙调神经磷酸酶结合，使淋巴细胞不能活化产生炎症细胞因子，达到抗炎和免疫抑制作用。临床证实用于治疗面部的银屑病效果显著，能较快地控制皮损，消炎止痒，使皮损变平。

但所有用于面部的药物皆须小心使用，一旦出现不适症状应立即停用并及时就医。

（张嘉琋　方栩）

头皮部位的银屑病如何使用外用药？

头皮是发生银屑病最常见的部位，荷兰有个统计，银屑病患者79%有头皮受累；我国1984年银屑病调查中发现的9582例患者中，头皮在银屑病初发部位和分布部位的比例均高于体表其他部位，分别为46.9%和65.7%。

由于头皮皮脂腺丰富，密集的毛发使清洗不如光滑皮肤方便，油腻的皮脂易于存留，并黏附较多的灰尘而引起炎症瘙痒，因此头皮易发生银屑病且不易消退。头皮银屑病红斑块较厚，银白色的鳞屑多而易于脱落，影响美观，令人烦恼。经常搔抓加重炎症，常伴有感染，鳞屑呈污黄或灰黄色。

脱屑和瘙痒是头皮银屑病的主要症状，局部治疗是主要的方法，因此需要患者的耐心和对医疗的依从。

治疗头皮银屑病必须做好前期的准备工作，首先应当软化增厚的头皮鳞屑，用油剂来浸润，常用2%的水杨酸油或软膏，也可用椰子油、花生油，加用浴帽、薄膜封包效果更好，然后用清洁洗头液祛除头屑。接着才能用药物如煤焦油、水杨酸、蒽林，或局部可的松、维生素 D_3 类制剂、咪唑衍生物等治疗。头皮由于毛发影响用软膏涂抹后难以清洗，而酊剂或搽剂和油剂可以克服上述缺点，适用于毛发部位的皮损。

煤焦油制剂是传统的治疗银屑病药物，具有良好的消炎止痒、抗菌收敛和调节角化的作用。治疗头皮银屑病常用的剂型有成为洗头液的溶液、直接涂抹的油剂和酊剂。局部可的松曾是主要的外用药，见效快、无刺激，患者易于接受，但由于其本身诸多的不良反应，应用不可超过4周，随着新的有效药物的出现，已逐渐退位于短期应用的地位。

目前临床使用较多的是卡泊三醇搽剂（达力士搽剂）和卡泊三醇倍他米松搽剂（赛美尔），已逐渐成为治疗头皮银屑病的一线药物。在头皮银屑病的长期治疗中，耐受性良好，效果显著。

有研究认为头皮银屑病和糠秕孢子菌有较密切的关系。应用含有抗真菌药物的激素制剂，疗效优于单纯的激素制剂。化学合成药物吡硫翁锌气雾剂（适今可），主要成分为吡硫翁锌，其不仅具有抗菌活性，对糠秕孢子菌的作用尤为明显，早就被用于治疗花斑癣，而且发现有抗炎和抑制表皮细胞和皮脂腺的作用。临床应用银屑病有显著的效果，可迅速减轻皮损处的炎性反应，缓解皮损处的瘙痒。此外，吡硫翁锌气雾剂特别制备的喷头可深入于浓密的头发之间，使用很方便。由于近年来在临床应用中发现应用该药后有类似激素样的不良反应，其他有关洗发水的临床试验中也发现吡硫翁锌有停用后症状复发明显的结果，所以应用中应注意避免这些类似糖皮质激素的不良反应，但该药仍是一种对头皮银屑病治疗很有帮助的药物。

总之，由于头皮银屑病的治疗比较困难且容易复发，不仅需要根据病情选择作用药物，而且还要维持治疗。治疗原则依然是尽快控制病情，选用激素或带有激素样作用的药物，减轻红斑、瘙痒等症状，然后逐渐减少激素类快速药物，加用促进角化、作用缓和长久、不良反应少的药物，如维生素D₃类药、水杨酸等作为维持治疗。同时要定期使用带有煤焦油、抗真菌的洗头液，有促进恢复和避免复发的作用。

（张嘉珣　方栩）

治疗脓疱型银屑病的药物有哪些？

脓疱型银屑病发病时全身症状重，皮损广泛，治疗以系统用药为主，常用的治疗脓疱型银屑病的药物如下。

（1）维A酸类　阿维A是一种合成的维A酸类药物，参与调节细胞增殖分化，具有抗增生、促进表皮细胞正常分化和调节免疫的作用，目前被认为是治疗脓疱型银屑病的首选药物。高剂量应用可较好地控制脓疱、发热及开始时的系统症状，在治疗脓疱型银屑病的实践中显示了极大的有效性。依曲替酯（阿维A酯），高起始浓度应用［1mg/（kg·d）］，在3~4周内可诱导脓疱性皮疹的完全缓解，脓疱的开始减少通常发生在数天内，由于体内积蓄时间远较阿维A长久，现已被阿维A替代。

（2）甲氨蝶呤　通过抑制叶酸和二氢叶酸转变为四氢叶酸，从而阻止核酸的形成，是一种免疫抑制剂。每个患者控制脓疱期的每周需要量显著不同。避免超量应用，因其可引起严重的皮肤毒性。皮损缓解后用口服疗法代替注射给药。血细胞减少、肝肾功能异常、妊娠、消化道溃疡或感染性病灶活跃等是用此药的禁忌证。因其对肝脏的毒性反应较重，不宜长期应用。

（3）类固醇类　糖皮质激素具有强效抗炎和免疫抑制作用。据报道系统用糖皮质激素治疗的患者死亡率较高，可能与其诱导的并发症（如感染、消化道出血）有关，应谨防其不良反应。但在极其严重的脓疱型银屑病中，因其有代谢紊乱、心血管并发症危及生命，如甲氨蝶呤、维A酸类及环孢素有治疗禁忌或治疗无效时，可选用糖皮质激素，应逐渐减量并以其他药物助减以免反跳。

（4）环孢素　一种新型免疫抑制剂，可通过对淋巴细胞因子的作用调节中性粒细胞的趋化性。系统应用环孢素治疗急性泛发性脓疱型银屑病皮损消退迅速，低剂量维持治疗可获满意缓解。注意肾毒性及不良反应，减量应缓慢以免反跳。

（5）其他　氯霉素、甲砜霉素、雷公藤、氨苯砜等。

以上多种药物应根据患者具体病情斟酌选用，采用联合治疗和序贯治疗的策略，随病情变化及时调整，安全有效为重；若并发其他脏器的病变，应与相关科室共同拟定治疗方案。

（周珺　方栩）

儿童脓疱型银屑病的治疗需注意些什么？

儿童脓疱型银屑病和成人患者不同，已有国内外很多报道研究证实相当部分儿童患者发病和感染等诱因有关。华山医院皮肤科收治的儿童患者中，有50%发病前有上呼吸道感染史。因此，治疗过程中，首先应去除可能的激发因素，避免上呼吸道感染。但也不可忽视其他因素，更不能忽视心理因素，如父母离异、家庭不和，在学校经常受批评等，可造成内心压抑，心情不好，身体免疫功能失调，易复发难治。在治疗用药时要更加谨慎，可考虑使用红霉素、雷公藤及内服糖皮质激素，但要根据患儿的体重进行计算，同时要注意预防激素等药物的不良反应。对于儿童脓疱型银屑病患者，一般情况下尽量不要用免疫抑制剂、环孢素等，因为孩子正处于生长发育的重要时期，以免留下严重的不良反应。在积极治疗银屑病的同时，应当兼以支持疗法，加强营养，强调综合性治疗。

（周珺　方栩）

脓疱型银屑病急性期的护理要注意什么？

脓疱型银屑病急性发作时患者全身起脓疱并伴有高热、皮肤疼痛等全身不适，应当给予心理护理、皮肤护理、基础护理、应用糖皮质激素和免疫抑制剂的护理等。由于本病往往治疗困难，疗效缓慢，易反复发作，且会影响容貌，患者易产生焦虑、烦躁、易怒、自卑和悲观等消极情绪，而精神因素往往加重病情，所以心理护理尤其重要。首先，医生应该和患者及家属进行沟通，让其认识到银屑病并非不治之症，通过正规系统治疗，脓疱型银屑病是可以逐渐减轻、治愈的，但不可能随心所欲地很快治好，需要患者的配合，患者的精神状态是很重要的因素。

同时要严密观察病情变化，了解患者的需求，注意保暖，防止上呼吸道感染，降温过程中观察皮肤出汗及体温情况，避免出汗过多引起虚脱。注意适当水分补充，预防水电解质紊乱的发生。重症患者大量皮屑脱落、红肿渗出等，蛋白丢失多，消耗大，因此建议进食高蛋白、高热量、高维生素、低盐、低脂、低胆固醇等易消化食物，提高营养状况。禁烟酒，忌食辛辣、刺激、发物类食物，如葱姜蒜、牛羊肉、鱼虾蟹及海产品。

其次，注意患者的皮肤护理。注意保持皮肤清洁，勤换衣服床单，洗涤时不能用过热的水或肥皂。有新发脓疱时，尽量减少摩擦，患处扑粉，防止破裂、糜烂、继发感染，并能消炎，促使脓疱收敛干涸。发热禁用酒精擦浴，以免对皮肤造成刺激。长期大剂量使用激素或免疫抑制剂治疗的患者，易诱发口腔念珠菌感染，应注意检查口腔黏膜有无白斑，勤漱口保持口腔卫生。

（周珺　方栩）

脓疱型银屑病治疗过程中，需要监测哪些检查？

脓疱型银屑病属较严重的银屑病，治疗药物有较多的不良反应，因此，在治疗过程中要进行监测。

常用的药物甲氨蝶呤，是一种拮抗叶酸的细胞毒性剂，长期应用可引起白细胞下降、口腔溃疡、食欲不振、恶心、腹痛腹泻、脱发、牙龈出血、便血及肝脏广泛性纤维化和肝硬化等，故每半个月要常规进行血常规、肝肾功能的检查，必要时进行肝B超检查，总剂量达1g时，专家建议做肝活检。低蛋白血症可增加甲氨蝶呤的血浆浓度，须特别注意。

维A酸类药物可使血脂升高（如甘油三酯），少数病例肝转氨酶增高，用药期间要随访肝功能及血脂，尤其是有心血管疾病的患者，更应警惕血脂异常可能导致的心、脑血管意外事件。长期应用还可引起骨质疏松、骨骺闭锁、骨膜增生、韧带肌腱钙化、骨生成迟缓等，影响儿童的生长和发育。故儿童和青少年长期应用需每6~12个月做腰部和长骨的X线检查。此外，本药有致畸和胚胎毒性，在终止治疗后需避孕2年以上，故育龄期妇女应在治疗前接受检查，以确定未孕。

环孢素可引起剂量依赖性的肾功能受损和高血压，发生于平均用药1个月后，故应随访肾功能及血压，减少剂量或停药后均可恢复正常。

糖皮质激素长期大剂量使用，可并发细菌、真菌或病毒等感染，产生消化性溃疡或出血、骨质疏松或骨折、血糖及血压异常、皮质功能抑制、肾上腺皮质功能亢进样外貌（满月脸、痤疮等）等不良反应，因此，要监测血糖、血压、电解质、粪隐血等指标，必要时进行病原学检查，以防止继发感染。

此外，脓疱型银屑病本身可发生低蛋白血症、低钙血症、高脂血症、白细胞和中性粒细胞计数增高、血沉加快、肝酶升高等实验室检查异常，因此监测以上指标，既可以评估疾病的进展，亦可以及时防止药物的毒性和不良反应，应定期随访。

（周珺　方栩）

治疗红皮病型银屑病应选用哪些药物？

红皮病型银屑病是较严重的一种类型，皮损约占全身皮肤面积的90%

以上，往往伴有全身症状。通常治疗寻常型银屑病的药物种类和剂量已无法控制病情，在治疗上需要结合病情选用多种药物联合治疗。简要介绍如下。

（1）阿维A　维A酸类药物，治疗银屑病的疗效肯定。具有影响表皮细胞的分化增生、调节免疫炎症反应等作用。治疗红皮病的起始剂量为0.25mg/（kg·d），大剂量会加重皮损干燥发红，故要逐渐增加剂量；待病情控制后开始逐渐减量。

（2）甲氨蝶呤　甲氨蝶呤是细胞毒性药物的免疫抑制剂，具有很强的抗炎作用，对淋巴细胞的抑制作用强于对表皮细胞的10~100倍。治疗采用口服或静脉滴注的方法，每周口服7.5~15mg；每周静脉给药5~25mg。

（3）环孢素　环孢素通过抑制T淋巴细胞发挥免疫抑制作用，对银屑病有确切的疗效。治疗分诱导阶段和维持阶段，用量3~5mg/（kg·d），病情好转后，递减至最小维持剂量，通常为2.5~3mg/（kg·d）。维持阶段的治疗不应该超过2年。

（4）糖皮质激素　用于难以控制的红皮病型银屑病，可与其他药物联合治疗，但需严格掌握适应证，必须在皮肤科医生的指导下应用。

（5）其他　包括中药、光疗法、生物制剂、支持治疗等。国内在红皮病型银屑病治疗中经常采用中医中药，以调节整体状态，联合其他药物，可获得良好的疗效；光疗剂量宜小，避免刺激加重病情；生物制剂包括肿瘤坏死因子，白介素17、23、12的抑制剂，均有治疗红皮病型银屑病成功的案例报道。

（夏萍　方栩）

治疗红皮病型银屑病应注意什么？

红皮病型银屑病是银屑病中较为严重的一个类型，因此在治疗和护理上要特别谨慎、仔细。患者的皮肤发红，毛细血管扩张，皮肤血流量比平时增加2/3，这对心脏是个巨大的压力，严重时可引起高输出量的心力衰竭，红皮病常常伴有水肿，必要时需要利尿消肿，减轻循环压力。心脏和其他脏器的血流量减少，产生缺氧，功能低下，患者自觉全身不适，所以要嘱咐患者卧床休息，食用易消化的食物，减少各脏器的代谢负担。皮肤毛细血管扩张还会引起热量、水分的大量丧失，所以要注意保暖，补充水分，了解血中电解质的情况，及时纠正可能出现的水、电解质紊乱。

红皮病又称剥脱性皮炎，表现为大量脱屑，手足可出现手套袜子样的脱屑。据估计，严重时脱下的皮屑，每日可达20g以上。皮肤角蛋白的丧失会引起低蛋白血症，加重皮肤及各组织脏器水肿，致使抵抗力下降，容易发生感染，所以要注意蛋白质的摄入，定期给予支持疗法，要注意防治感染，及时发现及时治疗。大量脱屑往往伴有铁质的丢失，出现缺铁性贫血，所以还需注意铁质和叶酸的补充。红皮病型银屑病患者应使用温和的外用药，避免刺激。除了以激素为主的治疗外，还应积极寻找诱因并祛除之。

（夏萍　方栩）

治疗关节病型银屑病的药物有哪些?

（1）非甾类抗炎药　如西乐葆、布洛芬。适用于轻中度活动性关节炎者，具有抗炎、止痛、退热和消肿作用，但对皮损和关节破坏的病变则无效。

（2）慢作用抗风湿药　可防止病情恶化及延缓关节组织的破坏。①甲氨蝶呤：对皮损和关节炎均有效，可作为首选药。每周口服，或肌内注射和静脉滴注。②柳氮磺吡啶：对外周关节炎较有效。从小剂量逐渐加量有助于减少不良反应。③硫唑嘌呤：对皮损和关节炎均有效。④环孢素：对皮肤和关节型银屑病有效，但美国规定服用不可超过1年，英国规定不可超过2年。⑤来氟米特：异噁唑类化合物，有证实免疫抑制作用比环孢素更明显，用于中重度患者，关节炎和皮损均有效。

（3）糖皮质激素　用于病情严重一般药物治疗不能控制时。因不良反应大，突然停用可诱发严重的银屑病类型，且停用后易复发，因此一般不选用，也不长期使用。但现时也有学者认为小剂量糖皮质激素可缓解患者症状，并起到慢作用抗风湿药起效前的桥梁作用。

（4）雷公藤多苷　开始有关节症状出现或病情较轻微时，可作为首选。因为本药物的有效治疗量与毒性剂量相近，安全范围小，应用时要严格控制剂量及适应证，避免毒性及不良反应。

（5）生物制剂　有淋巴细胞和细胞因子调节剂类，如英夫利昔单杭、依那西普，还有Efalizumab等，而现在国内应用主要是益赛普，药效快，部分患者在1~2个月内就能有效减轻关节肿与疼痛的程度，对皮损也有显著疗效。

为了缓解疼痛，阻止关节进一步被破坏，及时使用药物非常重要，目前有数种药物可供选择。依病情变化及严重度，可给予两种以上不同作用机制的药物联合治疗，以关节炎尽早缓解及维持正常功能为首要目的。

（张嘉珣　方栩）

治疗关节病型银屑病应注意什么？

关节病的药物治疗需要较长的疗程，应清楚地了解药物剂量的安全范围和可能出现的不良反应，如有不适症状出现，实时告诉医生，以避免严重的后果。此外，还要注意有些治疗关节炎的药物如吲哚美辛、氯喹、金制剂等，会引起银屑病皮损的加剧，皆需多加注意。

治疗关节病型银屑病的过程中，皆该视病情调整用药，因此治疗的方式和疗程还是要与专科医师讨论，并请医师做评估，针对病情选用最适当的药物和剂量。及早确立诊断且积极治疗可以使大多数病患的病情受到控制，减少关节破坏变形，保证正常的生理活动功能。

关节病型银屑病和其他类型的银屑病一样，发生和加重常常受到环境因素的诱发，如外伤、感染、反复劳损、寒冷潮湿等。关节不同于皮肤，关节及周围组织炎症后，骨质的破坏和增生往往发生无法恢复的变形，严重影响生活质量。因此平时要注意保护关节，避免受冷、过度活动等加重因素。过了急性期后，可进行一些物理疗法如温泉浴、按摩等，提高整体的代谢功能，改善局部的血液循环，解除关节的粘连和挛缩，要注意循序渐进，否则过度的治疗也会使症状加重。

（张嘉珣　方栩）

如果已出现关节变形，是否有办法复原？

当银屑病关节骨质破坏、增生后，为了改善关节的功能，只能对已失去功能的畸形关节进行再造手术，可重新恢复病变关节的活动。如果已出现关节变形是无法复原的。其他如切除腕、踝、指趾关节的滑膜，可以减轻疼痛并缓解骨组织的破坏。选择性的关节融合术可以缓解疼痛，改善腕或指关节的功能。这些手术治疗，大多用于药物和物理治疗不能控制的关节功能丧失，此时就需要对关节重要功能的恢复进行手术治疗。

（张嘉珣　方栩）

各型银屑病的治疗如何选择？

（1）寻常型银屑病　按严重程度选择治疗，一般以皮损占体表面积2%以下为轻度银屑病，皮损占体表面积2%~10%为中度银屑病，皮损占体表面积10%以上为重度银屑病。

轻度寻常型银屑病的治疗：外用药治疗为主，可考虑联合、轮换、序贯的策略；如果治疗失败，按中度治疗，加用光疗法；必要时内用中西药物治疗，但是必须考虑可能的药物不良反应。

中重度寻常型银屑病的治疗：中药、光疗法、阿维A、甲氨蝶呤、环孢素、生物制剂。采用联合治疗、序贯治疗的策略。

（2）脓疱型银屑病的治疗　阿维A、甲氨蝶呤、糖皮质激素、中药、环孢素、生物制剂、光疗法。注意支持治疗，采取联合治疗、序贯治疗的策略。

（3）红皮病型银屑病的治疗　阿维A、糖皮质激素、甲氨蝶呤、中药、光疗法、环孢素、生物制剂。注意支持治疗，采取联合治疗的策略。

（4）关节病型银屑病的治疗　非甾体类抗炎药、甲氨蝶呤、来氟米特、柳氮磺胺吡啶、环孢素、硫唑嘌呤、生物制剂、中药。注意支持治疗，采取联合治疗的策略。

（夏萍　方栩）

联合治疗、轮换治疗和序贯治疗有什么意义？

银屑病的治疗目的是：迅速控制病情，减缓向全身发展的进程；减轻红斑、鳞屑、瘙痒及全身的症状；稳定病情，避免复发；尽量减少治疗的不良反应；提高患者生活质量。治疗以安全、有效、个体化为原则。总结临床治疗方法，当单一治疗无效时，为提高疗效减少不良反应，可采用以下策略。

（1）联合治疗　银屑病联合治疗是选用2种以上作用机制不同的药物，各自应用最小的剂量，互相协同或累加达到最好的效果，同时不良反应最少。当银屑病皮损被有效清除，则应逐渐减少联合治疗药物的数量，以其中某一种药物维持治疗。

常用的联合治疗：①中药加外用药/光疗；②阿维A加光疗/环孢素/生物制剂；③环孢素和甲氨蝶呤（二者均小剂量）加光疗/生物制剂；④霉酚酸酯和环孢素（逐渐减少环孢素剂量）；⑤外用药物加阿维A/光疗。

以上阿维A加光疗的联合疗法值得推荐，因为阿维A可防止光疗可能的远期致癌毒副反应，光疗可减少阿维A的用量。

慎用的联合治疗：①甲氨蝶呤与阿维A；②环孢素与光疗。

（2）轮换治疗　患者和医生常常都会发现：抗银屑病的治疗效果会逐渐降低，或治疗的毒性及不良反应逐渐显现。因此，临床上采用轮换治疗，目的在于将累积毒性最小化，在最初的治疗到达毒性水平以前，从一种治疗转换为另一治疗方法；或者是由于最初的治疗效果逐渐降低而不良反应增加，故做治疗转换。有几种治疗常为轮换治疗：光疗、甲氨蝶呤、阿维A、生物制剂等。在轮换治疗中，一个疗程一般为12~36个月，然后循环进行。外用药、内用药、光疗可以交替使用。

（3）序贯治疗　充分发挥各药物优势特点的治疗艺术体现为序贯治疗，临床医师将特异的治疗方法排序，使最初的治疗达到最好的效果，并降低长期不良反应。序贯治疗包括三个阶段：①清除阶段：选用快速作用药物，但常有较大不良反应；②过渡阶段：一旦患者病情改善，采用维持治疗药物，逐渐减少快速作用药物的剂量；③维持阶段：仅用维持治疗药物。在清除阶段可联合应用快速作用药物和维持药物，旨在提高疗效。

以上治疗策略的采用多取决于患者的具体情况、医生的经验和理解，因此医患之间的合作很重要。

（夏萍　方栩）

哪些治疗银屑病的药物会影响精子质量？

常用的抗银屑病药物中，有两种药物可能会影响精子的数量和质量，应引起大家的重视。

一是甲氨蝶呤，其为细胞毒性药物，也是有效的银屑病治疗药物，尤其对于急性泛发性脓疱型银屑病、红皮病型银屑病、关节病型银屑病和广泛的慢性斑块状银屑病者。但是甲氨蝶呤具有生殖毒性，理论上讲，妊娠期服用甲氨蝶呤会导致新生儿畸形；对男性的精子数量有一定的影响。受孕前男性和女性必须停用甲氨蝶呤3个月，在这段时间以后的怀孕受甲氨蝶呤的影响很小。若服用甲氨蝶呤的男性患者伴侣处于育龄期，男性患者需用避孕套。但一项研究表明，在生育期接受甲氨蝶呤的男性患者生育的婴儿是正常的。有一项针对接受大剂量甲氨蝶呤治疗子宫癌患者进行的研究表明，新生儿没有出现畸形。而且甲氨蝶呤虽是抗肿瘤的细胞毒性药物，但是在银屑病的治疗中，用量小于30mg/W，比肿瘤治疗的剂量（100~250mg/W）小得多。

其次是雷公藤，雷公藤有活血作用，有激素样抗炎作用，在机体内能调整免疫功能，所以在银屑病中应用较广泛。但其有损害生殖系统的毒性及不良反应，能抑制男性精子活力，可逆性地减少精原细胞，有抗生育的作用；女性服药者常会发生闭经、月经周期紊乱以及经血增多或减少等。

此外，细胞毒性类药物都有影响精子质量的作用，银屑病治疗中的羟基脲、秋水仙碱等均属这类药物。

（夏萍　方栩）

育龄期妇女治疗银屑病内用药应注意什么？

生儿育女是人生中的一件大事，在育龄妇女的银屑病开始治疗前，临床医生必须保证该妇女没有怀孕。对有生育计划的或在妊娠过程中的女性患者，一般情况下，为避免新生儿畸形，应停用一切内用药物，包括口服和肌内注射的多数药物，而只用一些外用药，哺乳阶段也是一样。

（1）维A酸类　维生素A的衍生物，具有强大的调节细胞分化能力而治疗银屑病等皮肤病，可引起胎儿畸形。其中阿维A是治疗银屑病最常用的药物，使用阿维A的妇女在停药后3年才能妊娠，并且在治疗期间和停药后2个月内不能摄入含酒精类饮料，因为酒精能使体内的阿维A酯化成阿维A酯，阿维A酯在皮下脂肪中可被检测到达18个月。异维A酯也可治疗银屑病，停药后3个月内必须采取相应的避孕措施。

（2）PUVA　属于光化学疗法，其中的两种成分补骨脂素与UVA都有潜在的致突变作用，故可致畸。但是，也有研究认为在妊娠前和早期妊娠进行PUVA治疗不会明显增加新生儿畸形的几率。因此，PUVA对育龄妇女相对较安全。

（3）甲氨蝶呤　属于细胞毒的抗肿瘤药物，能导致流产和新生儿畸形。

不管女性和男性在停用甲氨蝶呤12周内都不应该妊娠。但停用甲氨蝶呤后不会对新生儿有任何影响。

（4）环孢素　是一种主要用于抗移植反应的免疫抑制剂，能有效治疗严重银屑病。在相对小样本的调查中发现环孢素没有严重的致畸作用；在世界范围内的移植患者中发现环孢素除了有轻度的新生儿体重降低和早产的不良反应外，不会增加新生儿畸形的几率。

（5）羟基脲　属于细胞毒类抗肿瘤药物，其不良反应与甲氨蝶呤相似。

（6）雷公藤　具有免疫抑制作用的中药，在脓疱型银屑病中应用较广。不仅可抑制女性卵巢功能，引起月经紊乱，而且抑制男性睾丸精子的发育，精子活力及数目均受影响，故育龄妇女慎用，或短期应用，以免影响生育功能，孕妇禁用。

（夏萍　方栩）

育龄期妇女治疗银屑病外用药应注意什么？

治疗银屑病的外用药中，以下药物对妊娠、哺乳可能有影响。

（1）外用糖皮质激素　药理剂量的激素可增加胎盘发育不良、新生儿体重减轻或死胎的发生率；动物实验还发现可引起胎儿腭裂。因此要限制应用，尽量不要用强效的激素类药物，不要用封闭治疗。

（2）维生素D_3衍生物类药物　包括卡泊三醇、他卡西醇等，对妊娠期患者属慎用。动物研究发现卡泊三醇有致畸的作用。

（3）维A酸类外用药　维A酸软膏在动物研究中发现有致畸或死胎的不良反应；他扎罗汀有明确致畸不良反应。育龄妇女用药期间严格避孕，哺乳期间暂停用药，以免婴儿经口摄入本制剂。

值得注意的是，妊娠期患者使用UVB与焦油或蒽林的联合治疗是非常安全和有效的，这种治疗方法已经被使用了几十年并没有任何不良反应发现。尽管认为妊娠期的妇女不应该使用任何的口服药物，但对银屑病性关节炎的患者来说不太可能，这些患者可以使用一些止痛剂。

当选择母乳喂养时患者应该注意外用药物不能用在乳头。此外，有一些药物可能通过皮肤吸收后出现在乳汁中，尤其在大剂量用药的情况下。这些药物包括外用糖皮质激素、焦油、达力士、蒽林等。

因此，育龄妇女需与皮肤科医生仔细沟通后选择合适的药物。

（夏萍　方栩）

银屑病的心理治疗包括哪些内容？

心理治疗是用医学心理的原理和方法，通过医务人员的言语（包括语义和语音）、表情、姿势、态度和行为，或是通过相应的仪器及环境来改变患者的感觉、认识、情绪、性格、态度及行为，使患者消除紧张，增强自信心，促进机体代谢、调节功能的恢复，达到治疗疾病的目的。

心理治疗在内容上可分为说理治疗和行为治疗。

说理治疗即采用心理分析，进行心理谈话，启发患者把压抑在"潜意识"里的心理矛盾转变为有意识的东西，把全部想法和经历表达出来。然后帮助患者进行分析、疏导和指导，使患者真正解除心理负担和树立正确对待疾病的态度。

心理治疗从形式上可分为四种：个别治疗、集体治疗、家庭治疗、社会治疗。

个别心理治疗是医护人员和患者之间单独交谈形式的心理谈话，是基本的、针对性最强的心理治疗方法。

集体心理治疗是指治疗对象在两个以上，主要形式是组织患者座谈会，医、患间交谈共同认识的问题，请一些患者讲述他们既往治疗的经验教训，可使患者之间互相学习好的治疗经验，并得到心理上的相互支持。

家庭心理治疗主要指家庭中的心理治疗，这对患者的疾病治疗效果和康复情况非常重要。

社会心理治疗是指患者是社会中的一员，他必须要与社会中的其他成员有联系，培养适应社会的良好心态，积极参与公共社交活动。一个平等、宽松、和谐的社会环境，让患者在恢复健康的同时，也体会到自己在社会中的价值和地位。

行为治疗是帮助患者消除和建立某种行为，从而达到治疗目的的一门医学技术。目前国内外使用较多的是生物反馈疗法和腹式呼吸训练。这些行为疗法的具体内容我们将在下面为大家详细介绍。

（万牛　方栩）

什么是生物反馈疗法？

生物反馈疗法属于心理治疗中的行为疗法，是一种有意识的放松训练疗法，利用仪器提取与患者心理生理过程有关的生物学信息（如肌电、皮温、心率、呼吸、血压等），然后以视觉或听觉的方式显示给患者（即信息反馈），并告诉患者这些信息的意义在于反映了机体的自主神经调节功能的状态，使患者学会有意识地控制自身的心理生理活动，以使全身躯体和精神处于放松状态，增强机体的自主神经调节功能，从而调整平衡机体生理功能和生化代谢，提高免疫调节功能。一些发达国家，如美国、加拿大等的一些大医院已把生物反馈列为常规疗法。

银屑病发病和加重的重要诱因之一是精神因素，表现为过度的紧张和焦虑。心理压力大、精神紧张会引起生理的变化，如呼吸、心跳加快，血压升高，皮肤温度改变，影响免疫、内分泌系统。实验证实：银屑病患者的自主神经调节功能低下，兴奋性和耐受性都较差。现在还知道，精神紧张会促使神经末梢释放一些化学物质，诱发炎症，银屑病的皮损中就有类似的改变。因此，解除精神紧张、消除心理压力是银屑病的治疗中一个重要部分，通过心理疏导和采用这种放松训练，改善紧张心态，可使自主神经调节功能恢复正常，机体状况全面好转，进而能提高药物疗效，促使皮损的消退，甚至痊愈。

采用小型肌电生物反馈仪患者在训练时的心理生理放松程度可通过肌电信号的强弱显示，一般以 $3\sim5\mu V$ 为理想的肌电放松值，每日训练1次，每次30分钟。仪器的作用在于提示放松的程度，刚开始训练时可能放松得不够，可通过不断努力，使自己学会全身放松。经过1~3个月后患者的精神状态和自主神经调节功能会有明显改善。

（万牛　方栩）

什么是腹式呼吸训练？

腹式呼吸是一种有意识的、深慢而有节律的腹部呼吸模式。深而慢的呼吸可以帮助人体放松，提高自主神经系统的调节功能。腹式呼吸训练通过使横膈肌上下移动幅度增大，提高副交感神经张力，从而改变自主神经调节能力。其用于治疗银屑病的机制可能是通过增加机体神经内分泌免疫系统的协调性，促使皮损局部神经肽、细胞因子等免疫物质恢复正常而达到治疗作用。

患者初次进行腹式呼吸前先静坐30分钟，平静自然呼吸，然后在反馈型腹式呼吸仪指导下进行30分钟规范化腹式呼吸训练，即舒缩腹部肌肉，进行短吸长呼（鼓肚子吸气3秒，缩腹呼气7秒）方式。学会后可在家里坚持每天2次训练，每次30分钟。3个月后，患者的心率和血压有所下降，心率变异性提高，也即自主神经调节功能提高，患者皮损会有不同程度的好转，甚至痊愈。解放军空军航空医学研究所医院皮肤科报道27例，经3个月训练后银屑病皮损有5例消退95%以上，17例消退61%~95%，7例消退31%~60%，3例无效。

（万牛　方栩）

预防保健篇

- ◆ 银屑病患者如何避免病情的加重?
- ◆ 包治、根治银屑病的医生可信吗?
- ◆ 银屑病患者应如何寻医问药?
- ◆ 如何通过自我管理来提高治疗效果、减少复发?
- ◆ 银屑病治到什么程度为宜?
- ◆ ......

银屑病患者如何避免病情的加重？

银屑病的加重与感染、紧张劳累、药物、饮食起居和就医方式都很有关系，因此须注意以下几点，避免病情加重。

（1）增强体质，防止感染　现代人生活及工作压力大，容易造成身体的免疫力下降，而易被病毒或细菌侵入，或使其活跃，这时银屑病就容易复发或加重。由于微生物产生的超抗原刺激T淋巴细胞活化，产生多种细胞因子，作用于血管内皮细胞、角质形成细胞等，引起银屑病的病理改变。另外，活化的T淋巴细胞通过进一步刺激角质形成细胞，使其也产生细胞因子，从而导致银屑病的病情加剧，形成恶性循环。因此日常生活中，要注重休息，且勿过于劳累，提高免疫功能防感染。

（2）了解药物，慎用药物　诱发或加重银屑病的药物最常见的是治疗高血压和心脏病的β受体阻断剂，如普萘洛尔、美多心安（倍他乐克）等；血管紧张素转换酶抑制剂，如疏甲丙脯酸（卡托普利、开搏通）等。其他还有抗精神病药的锂制剂，抗疟药氯喹、抗真菌药物特比奈芬、白介素、干扰素等生物制剂。总之，用药要先看说明书，了解有无诱发银屑病的不良反应；用药期间要仔细观察皮损，是否突然出现皮损发红瘙痒。

（3）注意饮食，适可而止　许多银屑病患者自述其银屑病的发病或加重与某些食物有关，其中以饮酒后、食辛辣刺激物后、进食牛肉及羊肉后加剧的居多。银屑病饮食不当，常使原有的皮损明显加重，病情复发的间隔时间缩短。我们在临床上还发现经常"忌口"、饮食单一的患者，体质差，治疗反而较困难。因此患者不要过度偏食和暴饮暴食，更不要"特别忌口"。需要注意的是，如患者有口干舌燥或是皮损较红的，就不要再吃辛辣、刺激的食物。饮食要均衡多样化，有时候也需要患者自己多加观察"自己吃了什么皮损会加重？"因为每个人的病情和体质也不一样。理论上牛羊肉会加重银屑病，但我们发现患者不是每次吃牛羊肉都会加重的，也许和食用的量、身体的状况有关。

（4）配合治疗，信任医生　如果用药过程中出现不适症状，应该立即到医院就诊，与医生联系沟通，详细地说明病情变化，获得治疗并认真执行，及时纠正小偏差。

相信能做到以上几点，就可减少病情加重。

（张嘉珣　方栩）

包治、根治银屑病的医生可信吗？

在报刊上常常看到包治、根治银屑病的医生介绍及广告，都是不可信的。银屑病不是"不治之症"，但是至今为止还没有根治的办法。有的患者曾患银屑病，经治疗后一直没有复发，还是不能说是根治了。这是因为银屑病由遗传基因所决定，而至今还不能从基因方面来治疗银屑病，也就谈不上根治。现认为，银屑病是多个基因和环境因素决定的，称为多因子遗传。这就是说，环境因素也是决定因素之一。因此，我们可以从环境因素着手，阻止银屑病的发生和加重，比如防治感染、避免潮湿寒冷刺激、保持良好的生活习惯和心理状态等。

由于银屑病病因尚未明确，所以不能说可以包治、根治。这些号称能包治、根治银屑病的医生为了骗取金钱，选择的药物只顾皮疹短期治好，不顾长远的药物蓄积的毒性及不良反应。因此千万不可心急乱投医，最后反而会害了自己。应该多认识银屑病的发病诱因，了解疾病的形成和预后，这样才会心平气和地面对疾病，并想方设法有效地掌握银屑病，使自己的银屑病皮损发得少、发得轻、复发得慢，甚至长久不发。

（张嘉珣　方栩）

银屑病患者应如何寻医问药？

银屑病是皮肤科的常见病、慢性病，一旦患有，常陪伴终身，随季节变换而复发消退。银屑病虽然大多数不影响健康，但发生于皮表，看得见，摸得着，刺激感官，不仅易使自己产生自卑的情绪，而且家人和社会的认识不足，对患者的压力很大，因此总希望治疗得皮损越少越好。可见银屑病患者多、病程长、患者求治心切。在这样的形势下，"银屑病专家""银屑病医院"应运而生。有些"银屑病专家""银屑病医院"为了获取经济利益，大做广告，追求近期疗效，随意用药，造成了严重的后果。他们赚足了钱，出了事即逃之夭夭。病情加重的患者又转向正规医院，但常常已产生了无可挽回的结果。因此，正确的寻医问药很重要。

我们建议几点：①认真分析广告，凡是"包治""根治""永不复发"的许诺不可相信，因为这种说法不符合客观事实。患者可以通过自学或咨询方法了解银屑病；②不要轻信"专家"，真正的银屑病专家首先应该是一名皮肤病学专家，而这些自诩的"专家"连常见皮肤病的诊断都搞不清，怎么能够在治疗、预防及保健方面给予病家指导呢？③切勿随意用药，应该听从皮肤科医生的诊治，因为用药不仅要掌握药的性能、适应范围及不良反应，还要根据患者的具体情况。认为"中药比西药好""输液、打针来得快""偏方能治大病""贵重药、进口药才有效"等的想法都是片面的。④"三分治，七分养"，以积极的心态对待疾病，热爱生活，也是一副银屑病的良药。

（方栩）

如何通过自我管理来提高治疗效果、减少复发？

引起银屑病复发的原因有很多，包括感染、药物、饮食、患者的精神状态、外伤、过敏、环境以及内分泌等因素，而患者如何做好自我管理工作，以尽量避免复发，从而提高治疗效果，一直是患者最为关心的问题。

首先，银屑病患者要保持客观、实事求是的态度面对疾病，不要因为患病而害怕，更不要自暴自弃，持乐观的心态是预防银屑病反复发作的前提条件之一；其次，患者需要学习有关银屑病的基本知识，对自己的疾病做到心中有数。银屑病是和遗传有关的免疫炎症性皮肤病，但现在的研究已经证实：如果没有诱发因素，即使有银屑病易感的遗传基因也可以终身不发病。因此患者要多了解诱发和加重银屑病的各种因素，可以通过自我学习、参加银屑病宣教讲座、咨询医生等多种方式，来理性看待银屑病，有信心治疗预防银屑病，主动掌握有利时机和方式避免银屑病的发生发展。

接受正规的治疗是减少复发最主要的方法。银屑病是慢性皮肤病，药物治疗后会产生药物依赖性，需要维持一定时间后逐步减量，若见好就停药会出现复发，若用同样的药物时间太长则会出现药物的不良反应，这样的教训很多的。因此，当皮损好转时不能自作主张立即停药，也不能一张方子长期配药应用；携带病史资料定期到正规医院就诊，是患者自我管理的首要任务。银屑病消退后皮肤表面正常了，但皮肤切片发现还有记忆淋巴细胞；微循环仪器观察发现患者银屑病消退部位的皮肤血管组织结构依然扭曲，大部分3~6个月才能恢复，个别患者恢复得更慢，因此需要延长维持治疗。

注意皮肤的保暖保湿护理至关重要，因为银屑病冬季复发加重，北方患病率高；一般银屑病都发生在较干燥的部位；在临床药物试验中医师发现对照组患者应用没有药物作用而有保湿作用的基质软膏，银屑病皮疹也有改善。这些都说明皮肤有自身修复功能，在温暖滋润环境中银屑病自行消退了，反之发病。因此需要防止皮肤受冷干燥，多用滋润的油或乳液，尤其在银屑病加重的冬季，更需多加注意。推荐使用生理性脂质如尿素乳膏、甘油，或者凡士林软膏。同理也要保护皮肤避免外伤，避免刻意地搔抓和搓洗。

除了要有不急不躁的心态、主动配合治疗和护理的态度外，患者必不可少要做的是自律，纠正不良的习惯与生活方式。世界卫生组织调查发现影响人健康的相关因素：生活行为方式占60%，其他仅占40%，依次为环境社会因素、遗传因素，而医疗条件最少8%。现代社会物质丰富，交通工具便捷，娱乐活动频繁，竞争激烈，不健康的生活方式成为常态，例如：营养过剩（高糖、高蛋白、高脂肪）、缺乏体力劳动和锻炼（以车代步、家务劳动减少）、生物钟紊乱（熬夜睡懒觉），不良习惯（抽烟、酗酒）。不良嗜好和生活方式造成亚健康，免疫及代谢功能下降，易于诱发各种潜在疾病，而且影响药物治疗效果。

培养良好生活习惯，请记住：

合理饮食代谢平衡，早睡早起精神充沛，

保暖保湿清洁滋润，适度运动气血通顺，

忌烟限酒有益无害，本人家庭气和心平。

因此自我保健不能放任散漫，要按照身体的自然规律生活，这样就能增强体质，实现银屑病的自身修复和预防。

（方栩　韩凌）

银屑病治到什么程度为宜？

银屑病患者常常会问医生像我这样还要治疗吗？每次过不了多久就复发是不是没有治疗好啊？银屑病治疗到什么程度才算好呢？临床发现，银屑病如果治疗过于积极，常常会适得其反，停药后的反跳使皮损比治疗前更严重。我们曾遇到1名患者，家住近郊，她有4个兄弟姐妹患有银屑病，30多年前2人进工厂工作有劳保，允许经常用"新的好药""积极治疗"，总是开始很有效，全部消退，但不久复发更严重，还常常有药物不良反应；而当农民的2人，很少"积极治疗"，皮损仍旧这么些，结果前2人的银屑病都比当农民的严重得多。后来，经我们劝导，这位患者也用较温和的药物，经过较长时间的治疗，皮损控制在一定程度，虽然未完全消失，但局限、量少、冬重夏轻，不影响生活。这样的例子还有不少，本书在多处作了叙述。

美国皮肤科权威杂志发表的文章提出关于银屑病的治疗标准，很好地回答了"治疗到什么程度为宜"这个问题："系统治疗常不能清除银屑病，但治疗成功不必完全清除皮损"（Feldman SR et al. J Am Acad Dermatol，2005，vol52，140）。正如我们大多数皮肤科医生认为的那样：对于寻常型银屑病临床上采用较保守的治疗为宜，并非要求完全消退。我们的观点是：

医生解除患者难看、难受的痛苦。即暴露部位皮损有碍自尊，要设法用药祛除；瘙痒严重影响睡眠和皮疹疼痛影响生活工作，要加大药物治疗缓解症状；不影响生活、学习和工作的皮损以加强皮肤护理和中医中药调理为主。

（方栩）

扁桃体切除可以预防银屑病的复发或加重吗？

切除扁桃体银屑病会治愈吗？部分患者在发病前可能有扁桃体炎的病史，看病时医生也会强调注意不要感冒，以免使病情复发或加重，那是不是扁桃体切除后就可以预防银屑病的复发和加重呢？我们说银屑病是一个与遗传、免疫和环境等多种因素相关的疾病，每个患者发病的诱因可能都不一样，有的是外伤诱发，有的是感染诱发，对于病因明确是由扁桃体炎诱发的患者，扁桃体切除后病情可能好转，但有的患者可能发病期间从来没有患过扁桃体炎，因此，对这样的患者进行扁桃体切除并不能预防银屑病的复发和加重。

扁桃体是人体的一个免疫器官，对防御外来感染起着非常重要的作用，因此，对于诱因与扁桃体炎相关的患者我们提倡以预防为主，如果反复上呼吸道感染发作，扁桃体化脓不愈，造成银屑病频繁复发，病情始终不能较好缓解，可以考虑切除扁桃体，这在某种程度上能够预防银屑病的复发。对于儿童患者更要慎重。

（周珺　方栩）

寻常型银屑病的皮肤护理要注意些什么？

寻常型银屑病患者应勤洗澡，有条件的话每天洗 1 次，以浸浴为好。洗澡不仅可以清洁皮肤，还能促进血液循环和皮肤的新陈代谢，但洗完澡擦干后必须立即涂上滋润的乳膏，如尿素乳膏，这样可以阻止皮肤水分丢失，保持皮肤的柔韧性，避免脆裂，促进皮肤屏障功能的修复，而且更有利于药物的渗透，增强银屑病治疗药物的疗效。此外，应选用柔软的棉织品内衣，避免贴身内衣为粗糙或不易清洗的化纤、针织或毛茸茸的材质，减少衣着对皮肤的刺激；保持床单被褥清洁。有人证实银屑病皮屑中有细胞因子（IL-8），可能加重皮损。对于急性期银屑病患者应尽量避免抓、搓、擦等机械性刺激和肥皂热水烫洗，以免激惹皮损；外用药物应避免刺激性较强的药物，以免皮疹加重，形成红皮病型或脓疱型银屑病；同时要防止外伤，以减少同形反应。当皮损广泛时，大面积使用外用药物，会因为吸收过多引起中毒。因此，选用的药物浓度应当降低，而且应分区域搽用不同药物，以减少单一药物的过多吸收。尤其不要大面积使用激素制剂。有些外用药物容易引起刺激，这些药物用于面部等处应特别慎重，且不能用于近黏膜的部位，如会阴部、肛门周围等。腋下、腹股沟等摩擦部位以及面部对激素较敏感，容易产生皮肤萎缩、色素沉着、毛细血管扩张等，因此在这些部位搽药时应选用不良反应较少的外用激素或非激素类抗炎药。大面积使用较强的角质剥脱剂或细胞毒性药物时，应警惕药物中毒，每次用药不宜超过全身面积的1/3，以防药物吸收引起中毒反应，应先从低浓度用起，同时观察皮损反应，若出现红斑、水疱、毛囊炎等时，应及时停药。

（周珺　方栩）

银屑病多洗澡好吗？

多洗澡对银屑病有好处吗？回答是肯定的，尤其是冬季，最重要的是，保持皮肤清洁，防止皮肤干燥。洗澡是银屑病皮肤护理中的重要组成部分，既能滋润皮肤，又能除去皮肤表面的污垢和过多的寄生微生物。银屑病患者如有条件宜每天洗澡，如果能洗某些药浴或矿泉浴则更好。有人临床发现，能坚持每日洗澡1~2次、每次20~40分钟的患者，和使用同样药物治疗而不洗澡的患者相比，通常能明显缩短治愈的时间。

银屑病患者的洗澡以浸浴为宜，不可过度搔抓皮损，亦不可使用浴巾等用力搓擦，洗浴的程度最大应以不刺激皮损，患者不感觉疲劳，无不适为度。一般饭后不宜马上洗澡，过度疲劳和饥饿时不宜洗澡，身体虚弱时不宜洗澡。

洗澡时合适的水温也很重要，水温太高（40℃以上）会刺激皮损，产生不利影响；水温太低（34℃以下）则不能较好地软化滋润皮肤皮损和促进皮肤的血液循环。一般水温应以患者稍感温或稍感烫为宜，大约在35~39℃之间。也可根据皮损的类型选择水温，如寻常型进行期以及红皮病型、脓疱型皮损，不宜接受过强的刺激，水温应低一些；而对静止期皮损，特别是明显增厚的斑块型皮损，水温则可高一些。

清洁皮肤应使用含有滋润保湿作用的沐浴露或肥皂（如优色林沐浴露含有5%的尿素、华山医院的四月天卫生沐浴露含有茶树油、雅漾滋润洁肤皂或凝胶和理肤泉滋养皂含有杏仁油等、樱泉清洁凝露含有甘油）。泛发性脓疱型和红皮病型银屑病患者还可用高锰酸钾浴或者淀粉浴。中药药浴有更多的作用点，但须中医科医生辨证施治开方。

洗澡后必须立即应用滋润皮肤的油、脂等护肤品，最好在沐浴擦干后3分钟内涂抹润肤剂。医院配的10%~15%尿素乳膏属于生理性脂质，有很好的滋润效果和安全性。银屑病患者由于皮肤细胞角化不全，屏障功能功能受损，因此要特别注意保护皮肤。

（周珺 方栩）

温泉浴对银屑病有无用处？

在地球上各地分布着一些温泉，其中很大一部分对人类健康有益，有的可饮用，有的可沐浴。温泉浴是指用含有矿物质的温泉水来浸浴、擦浴及淋浴。矿泉浴中含有多种化学元素、气体及放射性物质，可辅助治疗银屑病的矿泉有碳酸氢钠泉、碳酸氢钙泉、硫化氢泉、硫酸钙泉、氯化钠泉、硅酸泉、放射性氡泉及淡泉等。其中碳酸氢钠泉、碳酸氢钙泉、硫化氢泉或放射性氡泉可能更好些。矿泉浴的温度通常是36~38℃，每次治疗约10~20分钟。温泉浴可去除鳞屑，有利于外用药物的吸收，增加紫外线的治疗作用；矿泉浴还有收敛作用，减少渗出，可清除渗出物，避免渗出液分解产物对皮肤的刺激，起到止痒、安抚的作用。还可以通过温热作用使皮肤毛细血管扩张，血流加速，改善皮肤血液循环，促进新陈代谢、降低神经的兴奋性，而有镇静效应；有研究发现银屑病患者体内多种微量元素存在异常，温泉中含有多种微量元素如锌、硒等，当人体进行洗浴时，可通过毛囊、汗孔进入机体并进入血循环。也有温度较高的热浴，可达40~42℃，一般用于局部治疗。温泉疗养院常常对银屑病患者采用联合光疗法进行治疗，患者可根据病情来合理地选择浴疗。

汤山温泉疗养院1997年检测了水疗前后患者的T细胞、免疫球蛋白的变化，发现治疗后患者的细胞免疫和体液免疫得到了调整和提高，认为这两方面的作用是治疗银屑病的关键所在。有医生发现半汤矿泉浴能显著调节银屑病患者的交感神经功能，可能也是治疗银屑病的机制之一。有人曾概括了矿泉浴治疗银屑病的特点：适应证广、疗效好、缓解期长、不良反应少、改善调整内脏的活动，治疗作用多方位性。

需要指出的是，对于进行期的患者，机体处于高度敏感状态，洗浴可由于水温的冷热刺激而使皮损加重，亦可因用力擦洗伤及表面发生同形反应，使皮损泛发加重，故应尽量避免。

（周珺　方栩）

为什么我只吃豆制品和蔬菜，银屑病还是发得厉害？

这是有些患者就诊时向医生诉苦的话，很真实。银屑病病因不清楚，但是，我们在临床上观察到，当整体健康状况不佳时，如劳累之后、细菌或病毒感染之后，银屑病常常复发加重。有的银屑病首次发病就是出现在劳累、受寒而感冒之后。这说明整体的健康与银屑病的发生、发展密切相关。限制多种食物，包括动物蛋白质，使营养不够，机体抵抗力下降，工作生活紧张性的适应能力降低，从而易于疲劳，易患感冒，这正是促使银屑病复发加重的诱因。同时，银屑病大量脱落的皮屑，都是蛋白质和脂质，机体的蛋白质是抗感染的物质基础，因此银屑病皮损越多越需要补充蛋白质，反之，皮损蛋白质丧失、食物蛋白质减少、抵抗力下降而感染、银屑病加重，形成一个恶性循环。

当然食物应该清淡，尤其不要太油腻。因为在银屑病患者中有脂肪代谢异常，一方面与银屑病本身的皮损有关，如果皮损泛发并长久不消，就会影响脂质代谢，引起脂质组分的异常；另一方面与饮食有关，食物以海鲜为主的某些地区银屑病发病率较低，也有服用鱼油后银屑病好转的报道，有人解释与食物中的鱼油类必需脂肪酸的缺乏有关。联系银屑病患者伴发冠心病的危险性高于正常人数倍，可以说长期食用高脂肪、高胆固醇的动物性肉类食物不利于银屑病的恢复。

所以我们劝告患者不要偏食，身体需要各种营养，包括脂肪、蛋白质，合理的膳食结构使机体的代谢和摄入平衡，抵御感染的功能正常，才能使银屑病不加重，并且被逐渐控制。

（方栩）

银屑病用高脂饮食好吗？

任何不平衡的饮食对健康人都是不利的，高脂肪、高糖的饮食使血黏度增高，对银屑病患者当然更为不利。来自不同医学领域的研究表明，平衡、低脂饮食能预防不少严重疾病包括心脏病、卒中和癌症的发生，这一预防同样对银屑病患者有效。根据银屑病研究的以下几个结果，可以明确地回答这个问题。

研究发现，银屑病患者有明显的微循环和血液流变学变化，皮肤的毛细血管襻形态改变，出现异常弯曲，血管扩张，血流变慢，全血黏度、血浆黏度和纤维蛋白原含量增加，这一系列的变化均提示银屑病的皮肤微循环发生了障碍。

研究表明，银屑病患者中血脂异常的比例明显高于健康对照，病情严重的患者，如皮损范围广，或皮损进行期，血脂也有明显增高。多个研究证明，银屑病患者发生高血压、冠心病的比例高于正常人。

虽然目前银屑病血脂异常的机制和作用尚不清楚，但是银屑病严重时血脂升高，可以肯定银屑病的病理改变影响了正常的脂质代谢，血脂增高导致血黏度增加，无疑会增加高血压、冠心病的发病几率；而加上微循环障碍的病理状态，会使银屑病加重。因此，银屑病患者必须总高脂饮食，减轻因本身病变造成的血脂增高，避免血管疾病的发生，保持身体基本状态的健康，这是一切治疗有效的基础。

（韩凌　方栩）

什么是银屑病的发物，如何忌口？

发物一般是指摄食后能引起旧疾复发、新病加重的食物。中医将其归属为"忌口"的不相宜食物之类。中医以忌口相对于病证的寒热虚实，如：寒证时忌寒凉生冷食物，热证时则忌燥热温性食物。西医也有不相宜食物，如：糖尿病忌食多糖物，高血压忌食多盐物。由此看来中医和西医都是以疾病、症状的机制来确定忌口食物的，也称为发物。

那么，银屑病的发物是什么呢？中医辨证可发现银屑病有的是热证，有的是寒证。如果热证者食用性温的羊肉、虾、黄牛肉等就会使热证更甚，皮疹更红更痒更扩大。这些食物可被称为热证者的发物。实验室研究证实：银屑病皮疹中含有高于正常人20多倍的花生四烯酸，这一化学物质经代谢后转变成白三烯，是皮疹中重要的致炎物质。红色肉类（如猪肉、牛肉、羊肉、鹿肉）含有丰富的花生四烯酸，成为重要的食物来源。因此，银屑病患者应忌食红色肉类，以免致炎物质的产生原料增多，使银屑病皮损加重。我们曾多次在临床上遇到食用羊肉而使皮损复发或加重的病例，从中医的角度、联系实验室的结果，可认为羊肉是这些患者的发物。此外，某些刺激性食物浓茶、咖啡含有较多的咖啡因可使皮损组织的血管扩张，加剧炎症刺激，导致皮色红和瘙痒；各种酒类也有相同作用更应禁忌。由此类推，辛辣刺激的食物如葱、姜、蒜、胡椒；热性水果如新鲜的桂圆、橘子、荔枝等可加剧热证银屑病的病情。

还有的患者对鱼虾蛋类过敏，亦应禁忌。可能是由于胃肠道的银屑病损害了屏障功能，使胃肠道黏膜吸收了某些本该阻止吸收的蛋白质分子。对这些可能引起过敏的鱼虾蛋类蛋白质，人体胃肠道黏膜本身有识别和排斥功能，但银屑病累及胃肠道时，消化道黏膜表现为糜烂而无识别和排斥功能。

有的患者根据亲身经历，发现食用某一食物有时会发病，有时则不会。这是为什么呢？发病一方面可能与以上所解释的胃肠道是否受累有关，因为胃肠道也像皮肤一样，发病部位和程度都会改变，同时还可能与食入的量有关；另一方面和机体的基本状况有关，当时处于中医的热象还是寒象，是否处于西医的免疫状态低下期等。所以我们认为：发物因病而异，具体情况具体分析是很重要的。

（方栩）

银屑病患者终身不能吃牛羊肉吗？

牛羊肉属于红肉，肌肉纤维粗硬、脂肪含量较高，而花生四烯酸的含量更是高于其他的肉类食物。实验室研究证明，银屑病皮疹中含有高于正常人20多倍的花生四烯酸，而花生四烯酸的代谢产物参与了银屑病的炎症，因此，对银屑病患者而言，应尽量避免进食牛羊肉。

花生四烯酸在体内的代谢有多种途径，经环氧酶途径产生前列腺素，导致持久的皮肤红斑水肿并增加血管的通透性，同时局部产生的前列腺素可能和痒、痛感觉的产生有关；花生四烯酸经脂氧合酶途径最终产生白三烯，参与皮肤的炎症反应，导致炎症细胞聚集、炎症性疼痛等。从中医理论来说，银屑病是"血中有热"之疾病，牛羊肉属于温热之品，摄入会加重病情。

对于银屑病患者，既不能毫无顾忌地随意饮食，亦不能因噎废食，损伤身体。事实证明，有的患者有时吃牛羊肉也没使皮疹加重。因此，虽然理论上讲红肉中富含的花生四烯酸会加重病情，但在某些身体状况下，食用一定数量的牛羊肉并不会引起银屑病的加重；况且，完全不吃牛羊肉可能会导致营养不均衡，亦对患者的健康不利。因此，银屑病患者要掌握好分寸，可以适量地而不是完全毫无顾忌地食用牛羊肉，维持均衡饮食，并非终身不能吃牛羊肉。

（韩凌 方栩）

银屑病患者能吃鱼和海鲜吗？

居住北极地区的爱斯基摩人极难吃到新鲜的蔬菜和水果，但经常食用海鱼，他们中很少有银屑病发生，也很难发现高血压、冠心病、卒中、糖尿病、风湿性关节炎、癌症等疾病。科学家们历经十余年的潜心研究，证实他们的健康与他们每天吃的海鱼中所含的物质有关，那就是 ω_3 必需脂肪酸：20碳5烯酸（EPA）和22碳6烯酸（DHA）的多元不饱和脂肪酸。这两种物质的发现给医学和营养学带来了重大的突破。海鲜鱼肉与畜禽肉最重要的差别是，海鲜的脂质中含有大量的EPA和DHA，占70%~80%，有降血脂、血压和软化血管的作用。所以多吃海鲜不用担心像食用畜禽肉类那样诱发动脉硬化。

动物试验发现饮食中补充鱼肝油不管对心血管系统还是免疫系统都有益处；而银屑病是一种免疫性疾病，伴有不同程度的微血管和脂质代谢的异常，故可推论鱼油、鱼肝油可以对银屑病有一定疗效。皮肤病的研究人员认为，对银屑病患者最为有益的脂肪为 ω_3 必需脂肪酸，银屑病患者每周3~4次进食野生的三文鱼、沙丁鱼、鲱鱼和鲭鱼或补充1000~2000mg的深海鱼油，可充分补充这一脂肪酸，使皮疹减退，缓解病情。同时，亦有不少报道表明口服鱼肝油能帮助缓解瘙痒和鳞屑。

在临床上，发现有的患者食用海鲜后银屑病加重；中医也有忌口海鲜之说。有可能是因为海鲜不够新鲜，细菌分解蛋白质产生过量组胺，而引起的不适反应，虽然症状一样，但并非真正的过敏。少数人天生缺少分解组胺的酶素，即使是吃现捞的新鲜海产，也会因为少量的组胺而引起过敏。还有可能银屑病累及胃肠道，使胃肠道屏障受损，吸收了本来不能吸收的物质，引起过敏的症状。此外，根据中医理论，应该是辨证施食。因此，对银屑病患者而言，在皮损面积较少，病情稳定时，适量地进食海鲜对改善病情有益。当然要注意观察，避免发生过敏和过敏样的症状，使银屑病加重。

（韩凌　方栩）

银屑病可以食用营养品吗？

银屑病的发生、加重与机体的健康状态密切相关，皮疹的大量脱屑消耗了机体的多种成分，因此保持机体的良好状态是非常重要的。治疗药物对于机体状态比较好的个体比对状态不佳的个体显示出更好的疗效。所以可以根据病情，经常给予适当数量的营养品，包括各种维生素、必要的微量元素及氨基酸蛋白质等，以补充疾病中丢失消耗的部分。而且，有些微量元素还有助于炎症的减轻，如硒、锌等。此外，还可以根据中医辨证，选用些补气养血、滋补肝肾的中药，帮助机体提升健康的潜能，促进与免疫有关的脏器正常及免疫系统的平衡，从而控制疾病，预防复发，或延缓复发。有些患者服用后，自觉精神好多了，工作效率又提高了。这里要提醒的是，精神好了，感觉好了，但是并不说明机体康复了。由于中药有助代谢，推动体内各脏腑运化，往往后天之本的脾气最先受益，随之滋养先天之本，因此这些精神当被用于机体的修复，而不是将营养品用来提神帮助增加工作效率的。皮肤毛细血管镜检查发现：皮损消退后，皮肤的病变血管形态依旧异常，恢复正常一般需要2~6个月的时间。

必须注意的是，不能依赖营养品，就我们现在的社会经济条件来看，对于轻度银屑病患者，食物供给的营养绰绰有余，而足够的睡眠和正常的作息则是普遍被人们所忽视，应该是当前银屑病患者康复之根本。

（方栩）

如何饮服中药药茶防治银屑病？

众所周知，银屑病是一种慢性、反复发作且顽固难治的疾病，患者往往需长期服药以控制病情，而西药长服不良反应较大，中药汤剂剂量大、味多苦，长期服用也"苦不堪言"，如何将中药以饮茶的方式来防治银屑病呢？

我国是茶的故乡，也是药茶的发源地。现阶段药茶被广泛地应用于预防、保健、治疗、康复等诸多领域。中药以"茶"的形式出现，患者乐意饮用，并不拘时间，可随时泡服；从临床疗效上看，药茶的有效成分溶出量大，药液质量好，易于吸收，犹如水滴石穿，取缓收之功。

目前应用药茶防治银屑病有很多方法，应根据自身症状选择服用。

（1）三花茶　生槐花、银花、茉莉花各5g放入有盖杯中，用沸水冲泡，加盖焖10分钟，当茶频频饮用，一般可冲泡3~5次，可每日坚持饮用；适用于皮疹较多，疹色红，伴瘙痒、心烦口渴者，如咽痛或上呼吸道感染，可加用连翘或胖大海各3g。

（2）三参茶　太子参、丹参、苦参各5g放入有盖杯中，用沸水冲泡，加盖焖10分钟，当茶频频饮用，一般可冲泡3~5次，可每日坚持饮用；适用于体质虚弱、病程迁延日久皮疹不扩展、皮损较薄且干燥、疹色淡红或暗淡者。

（3）三叶茶　淡竹叶、荷叶、番泻叶各3g放入有盖杯中，用沸水冲泡，加盖焖10分钟，或煎水每日坚持饮用、适用于咽痛、皮疹较多、疹色红、伴有便秘者。

（4）三草茶　紫草、蛇舌草各10g，甘草3g，煎水，每日3~5次当茶频频饮用，适用于皮疹较多、疹色红、伴瘙痒的患者。

（5）活血祛风茶　生槐花、红花、凌霄花各5g放入有盖杯中，用沸水冲泡，加盖焖10分钟，当茶频频饮用，一般可冲泡3~5次，可每日坚持饮用；适用于皮肤硬厚、色紫暗或暗红，上覆较厚干燥鳞屑，不易脱落者，多为钱币状斑块。

饮用中药药茶可取到显著的辅助治疗作用，但切不可忽视银屑病的常规治疗，不可完全"以茶代药"。选用药茶时，无论剂型还是药物，也需根据病情和体质及自身耐受情况，合理选用。

（俞利靓　潘祥龙）

银屑病患者多活动、多出汗有助于疾病康复吗？

曾有报道，银屑病患者在冬天坚持每天跑步使皮肤微微出汗而使银屑病得到了缓解。从银屑病的发病规律来看是可以解释的。因为银屑病冬季发生夏季缓解的自然病程中给我们的提示是：寒冷的冬季皮肤干燥，血管收缩，夏季气温高，皮肤血管比冬天扩张，出汗多于冬季，皮肤滋润，如果不受药物影响，一般银屑病皮损在夏季自然消失。此外，银屑病患者从北方来到南方，病情都有减轻；国内外银屑病调查都证实，气候寒冷的地区银屑病发病率高于温暖地区。诸如此类的事实都支持温暖的环境、滋润的皮肤有助银屑病康复。那么，在冬天通过体育活动，如跑步等，使皮肤血管扩张、出汗，为皮肤创造一个夏天一样的小环境，自然有利于银屑病皮损缓解。而且，体育锻炼可以提高机体各方面的协调性，包括精神神经系统、内分泌系统、免疫系统，缓解工作压力大造成的紧张和紊乱，这正是银屑病发病和加重的症结之一。

在网上有人介绍自己通过跑步银屑病不药而愈的经历，有位跟帖者说：我跑步跑了10多年也没好呀。相信这是实话，但事实上，银屑病的康复不是仅靠单一的跑步来实现的，还需多方面的配合，比如正常作息、合理饮食、精神放松等，如果熬夜、暴饮、紧张等不良事件不断发生，把你锻炼获得的健康因素都消耗掉了，银屑病自然得不到好转。同时，凡事有度，各人情况不同，听说过有白领在健身房健身时病倒的事吗？就是这个道理。

（方栩）

银屑病夏季要防晒吗？

从银屑病夏季缓解及紫外线治疗银屑病有效来看，都应认为日照对银屑病康复是有利的因素。有的患者初夏到南方海边游泳，如此"日光浴"就能整个夏季无忧，皮损消退，穿衣穿裙毫无顾虑。但也有例外：约有10%银屑病患者具有光敏性，日晒部位的银屑病皮损夏季加重或顽固不退；应用维A酸类药物的患者，皮肤变薄，日晒后易出现色素沉着，严重者会出现皮肤的晒伤，继而引发皮疹加重。虽然紫外线能够治疗银屑病，但倘若照射过度，也会引起灼伤，皮肤红肿疼痛，起水疱，甚至可能伴发头痛、寒战、发热等全身症状；同时，灼伤会发生同形反应，使银屑病病情恶化，并且能导致银屑病复发。研究已证实，紫外线照射能抑制皮肤的免疫细胞活性，有致癌的可能性。

所以，"紫外线有益"之说不能一概而论，首先银屑病不能暴晒，日光浴要适可而止，其次应根据自己的情况，采取一些措施。例如，夏季病情加重的患者有可能对紫外线敏感，应该避免日晒。使用维A酸类药物后，除了避免日晒外，还应使用遮阳伞、涂抹防晒霜。

（夏萍 方栩）

银屑病患者如何克服焦虑情绪？

现在已经明确银屑病是一种身心疾病，也就是说，心理因素在银屑病的发生、发展中起着重要的作用，焦虑的情绪会推波助澜，诱发、加重银屑病。因此，银屑病不仅需要药物的治疗，还需要心理上的保健，克服焦虑情绪产生。

患者对银屑病不了解的恐惧、皮疹的痛苦、社会及家人的不理解、治疗带来的不良反应和费用、治疗市场上的紊乱等都使心理压力加重、焦虑情绪产生，反过来影响疾病，增加生理上的痛苦。在任何时候，只要有心理活动，就会有生理反应，如果不良的生理反应持续过久，就会造成器质性病变。

患者要克服焦虑情绪，关键在于要正确地科学地认识银屑病。首先，银屑病是皮肤科的常见病，发病与地理、气候、人种有关，更主要的是与人的身体状况、免疫功能有密切关系；其次，银屑病是皮肤病，一般不影响整体的功能，没有传染性，完全可以和正常人一样工作生活；最后，虽然银屑病是慢性的复发性的，有碍美容，但是完全能通过适当的治疗、护理和积极的自我保健来减轻病情、减少复发，以健康的状态去寻求人生的目标，执行社会的活动和职责。因此，银屑病患者不要焦虑，也不必要焦虑，焦虑无济于事，只有面对疾病，掌握主动权，健全自身的免疫等生理功能，才能使疾病逐渐减轻、控制，像其他人一样去实现人生的一个又一个新目标。

（方栩）

什么是新的"生物 - 心理 - 社会医学模式"？

长期以来，人们认为只要科技进步，就能消除任何疾病，但是，事与愿违，科技进步的同时，医疗费急剧上升，而疾病不仅未被消灭，反而更多了。银屑病的医疗状况就有这种现象。1984年我国银屑病大规模调查发现，虽然农村的医疗条件比城市差，但是城市的银屑病患病率是农村的2倍；近年来，银屑病的治疗药物不断增多，疾病机制的研究也不断深入，然而银屑病的发病却有增无减，严重的寻常型银屑病、非寻常型银屑病也似乎比以前增加。这说明单纯以科技为中心的医疗是不成功的。

对此，包括中国在内的14个国家的医学界和哲学界参与的探讨认为，其根源在于不正确的"医学目的"，并提出新的医学目的，包括4个方面："预防疾病和损伤，促进和维持健康；解除由疾病引起的痛苦；照料和治愈有病的人，照料那些不能治愈的人；避免早死，追求安详死亡。"还提出了新的健康概念："健康就是指没有显著的疾病，能让人去寻求他或她的基本目标，并执行寻常的社会活动和工作职责。"

对于银屑病治疗的新医学模式是：不仅要治疗，而且要指导患者自我保健；不仅要重视患者的心理治疗，而且要形成良好的社会环境，共同防治银屑病。关于自我保健是患者防治银屑病的出路，本书目的之一就在为患者提供自我保健的知识，要求患者采取预防疾病的姿态面对银屑病，不要一味地依赖药物，因为即使药物使用正确，患者的生活方式也会严重影响药物的疗效。心理治疗已贯穿于整个就诊期间，但还是很不够的，社会的教育和支持工作任重而道远。

（方栩）

你知道10月29日是"世界银屑病日"吗？

这一世界日是2004年"国际银屑病协会"会议宣布的。先介绍一下国际银屑病协会（International Federation of Psoriasis Associations）。该组织简称IFPA，是在1971年由瑞典银屑病协会发起成立，以世界各国非营利性的银屑病协会为成员。IFPA的目标是：提高和改善寻常型银屑病患者和关节病型银屑病患者的生活质量，共同努力的方向是减轻银屑病患者的痛苦，改进治疗方法，寻找根本的病因和争取治愈本病。IFPA的组织机构为理事会、协调委员会和各国的银屑病协会，工作人员均为自愿义务者，其中很多为银屑病患者。我国的"银屑病防治研究专项基金会"在2000年被IFPA吸收为成员国，每年交纳25美金会费。杨雪琴教授代表中国银屑病基金会已2次参加了IFPA理事会议，汇报交流中国银屑病防治工作。

10月29日作为国际银屑病日，旨在扩大银屑病教育宣传的影响，加强患者和医生的联系，通过"医患学术讨论会"，介绍交流有关银屑病防治的经验和信息，不断取得新的共识，争取社会各界的支持，进行全方位的银屑病防治，推动银屑病的研究，提高银屑病综合防治水平。

（方栩）

其他国家的银屑病协会是如何开展活动的？

自20世纪60年代起，治疗银屑病的药物得到了前所未有的疗效，但是药物的毒性及不良反应也随之出现，促使人们感到需要正确理解银屑病和受教育的迫切性。不少国家的银屑病患者、家属和医生组织起来，成立了本国的银屑病协会，进而很自然地组成了银屑病协会的国际联盟。

银屑病组织的观点是教育公众正确对待银屑病、支持更多的银屑病研究。起初。具体的工作主要包括：出版有关银屑病信息的杂志、通讯小册子等宣传资料；向银屑病患者提供论坛、讨论会；制定银屑病的教育计划；建立患者、医学团体和制药工业的联盟。后来，部分以网站的形式宣教交流。

英国是最早成立银屑病协会的国家之一，是由以心理治疗为方向的皮肤病学家创建，从一个小型的治疗小组发展起来的。首先，他们帮助患者正确认识自己的疾病，互相帮助，发扬个人处理疾病的技巧；然后扩大，通过讨论让更多的人分享经验。如果社会公众有偏见和不公正，影响患者就职、进入公共场所，就进行宣传、纠正；如果发现治疗方法有可疑成分，就要求去分析澄清；另外对医疗组织、费用的欠缺，对研究工作的不适当、局限性也都提出看法和解决的措施；协会定期和有关的议会议员、大臣接触，并向调查委员会及类似机构提供证据。

美国在1968年建立了国家银屑病基金会，基金会成员大多数是患者或患者的亲属朋友，治疗照顾银屑病患者的专职医务人员也是重要的组成部分。基金会的预算75%来自个体、公司的捐赠，数目不定，国家不给予任何经费。基金接受皮肤病学权威团体的审议，总部设在俄勒冈的一个基金发起人的家里，由照料患者的人员管理。基金会同时参与和银屑病有关的国会、咨询委员会等各层次的组织会议。

北欧国家的银屑病协会还根据本国的保健法规，就患者利用国家资助到以色列等地作治疗性旅游与当局进行谈判。

由于各国经济、医疗条件不同，因此各协会的活动内容和运作方式也不尽相同，但在本质上，应该说他们的宗旨和目的是一致的。

（方栩）

关于《中国银屑病治疗指南》你知道多少？

银屑病是皮肤科中的常见病，病程慢性，易于反复发作，目前尚无根治的疗法，患者的数量正在逐年增加。皮肤损害影响患者的外貌、心情及社会交往，甚至就业；皮肤关节等病变影响患者的生活质量，甚至丧失生活与工作能力。严重的银屑病引起全身代谢紊乱，出现心肺等多脏器的并发症及感染等，威胁生命。滥用药物，或由于对治疗的理解不够而不能得到合理、规范的治疗，成为导致银屑病病情加重的主要原因之一，给银屑病患者带来了极大的机体伤害和沉重的经济负担。

我国现有600多万银屑病患者，由于银屑病病情各异，治疗方法繁多，临床工作迫切要求"银屑病治疗指南"的出台。在中华医学会皮肤性病学分会领导下，在循证医学原则的指导下，银屑病学组的专家教授对国内外现有银屑病的主要治疗方法进行了总结，借鉴国外银屑病治疗指南，多次拟稿修改，2008年《中国银屑病治疗指南》出台。

《指南》主要有九大部分：概论、银屑病的病因和诊断、银屑病的治疗原则、银屑病的外用药治疗、物理疗法、内用药治疗、生物制剂、中医中药以及心理治疗。《指南》提出银屑病治疗的目的在于迅速控制病情、减缓向全身发展的进程、减轻症状、稳定病情避免复发、尽量避免不良反应、提高患者生活质量。治疗的原则是正规、安全、个体化。《指南》对于病情设立严重度界定，对各种情况的病例制定规范治疗的流程图，分级治疗，选择相应的各线药物，推荐联合治疗、轮换治疗和序贯治疗的策略。《指南》还对主要治疗的适应证、禁忌证、剂量用法、不良反应及其对应的处理意见等作了介绍。《指南》为银屑病规范化治疗起到了很好的引导作用，自2009年起中华医学会皮肤科分会的银屑病学组每年举办一次全国性的指南解读学习班，每次参会医生均在200名左右，是临床医生继续教育的内容之一，旨在提高对银屑病的临床诊疗水平。

同时，制定本国的银屑病治疗指南在国际范围内逐渐成为潮流。美国皮肤病医学会自2008~2011年间，在杂志上陆续发表的指南以各个部分为一独立文件，共6篇；苏格兰有成人银屑病的诊疗指南，也有快速的指南参考，还有单独的儿童银屑病指南；此外，英国还有英国生物制剂使用的指南。参阅国外诸多的指南，加之临床上生物制剂、物理疗法等新药物、新技术的应用，以及对疾病的新认识，主要是"银屑病是系统疾病"的发现，为了更便于临床参考应用，学组进行增补修改，细化临床治疗内容，形成了2013年版即《中国银屑病治疗专家共识（2014版）》。时隔5年，2018年版指南即《中国银屑病诊疗指南（2018简版）》增添了新的生物制剂IL17A单抗，2019年的"中国银屑病生物治疗专家共识"为国内应对生物制剂治疗越来越广泛的皮肤科医生提供了具体的指导意见。此外，中华中医药学会皮肤科分会和中国医师协会皮肤科医师分会中西医皮肤科亚专业委员会也先后发表3个指南或专家共识：《寻常型银屑病（白疕）中医药临床循证实践指南（2013版）》《中成药治疗寻常型银屑病专家共识（2014）》和《皮肤科分会银屑病中医治疗专家共识（2017年版）》。

《指南》对临床规范银屑病的诊治，提高我国的医疗质量，减少医源性伤害，降低国家和个人的医疗费用都起到重要的影响。尤其是随着新的、贵重的治疗药物、仪器和方法等不断问世，更需要及时规定或调整规范，来适应临床的需要，保证药物疗效，为患者提供最佳的医疗服务，从而最大程度地提高患者的生活质量。

（方栩）